Gabi von Witzleben

Venus-Yoga®

Kraft und Sinnlichkeit: die besten Übungen für Ihren Beckenboden

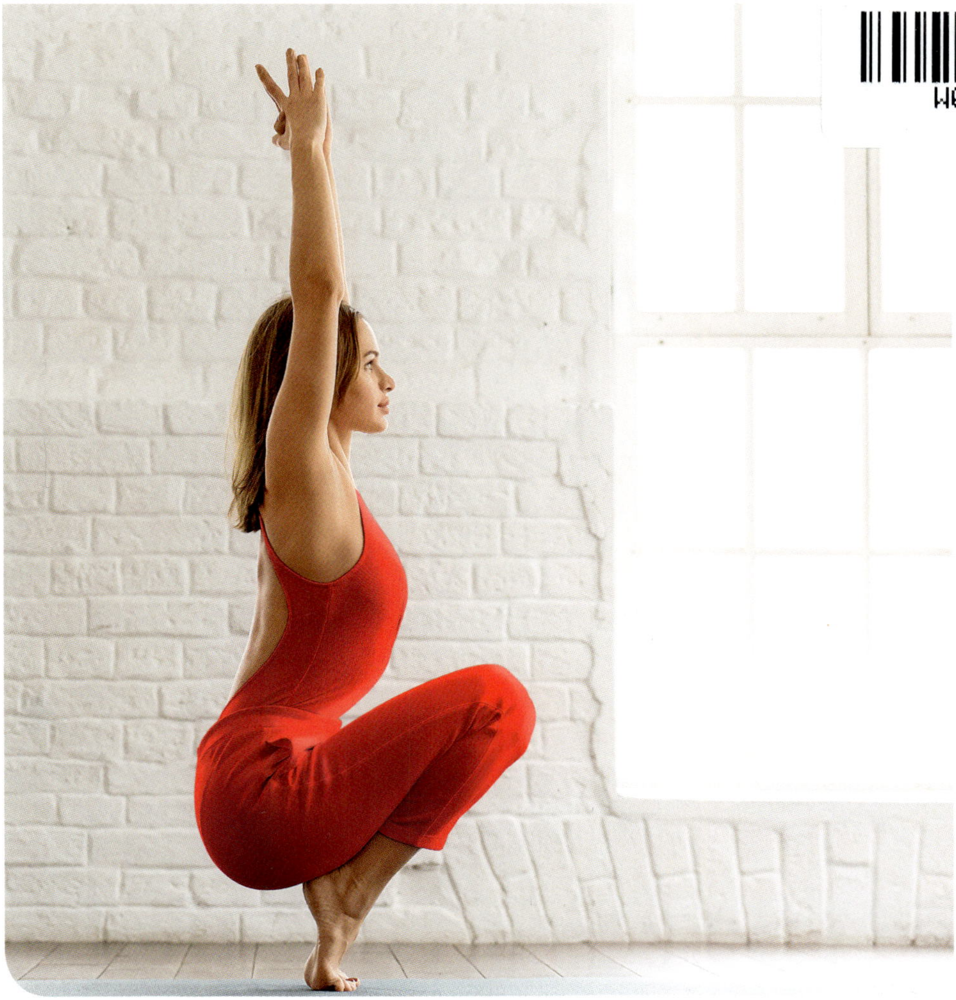

TRIAS

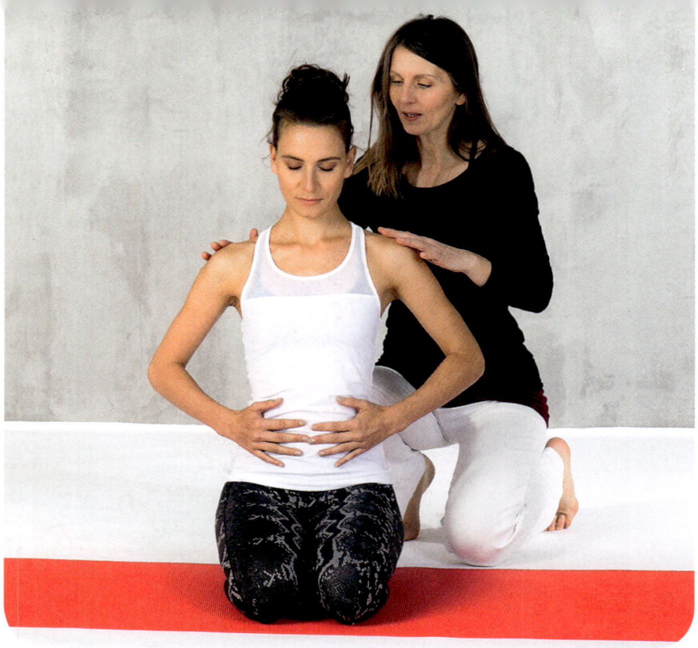

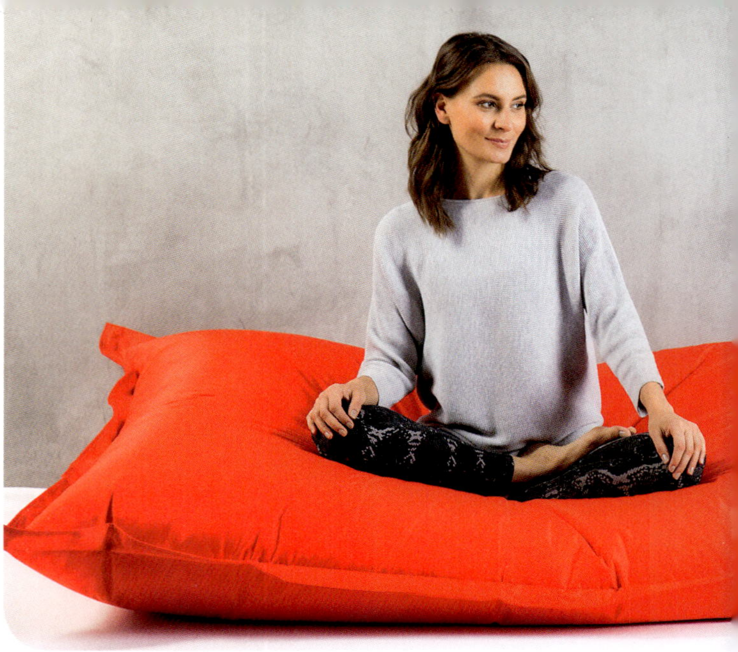

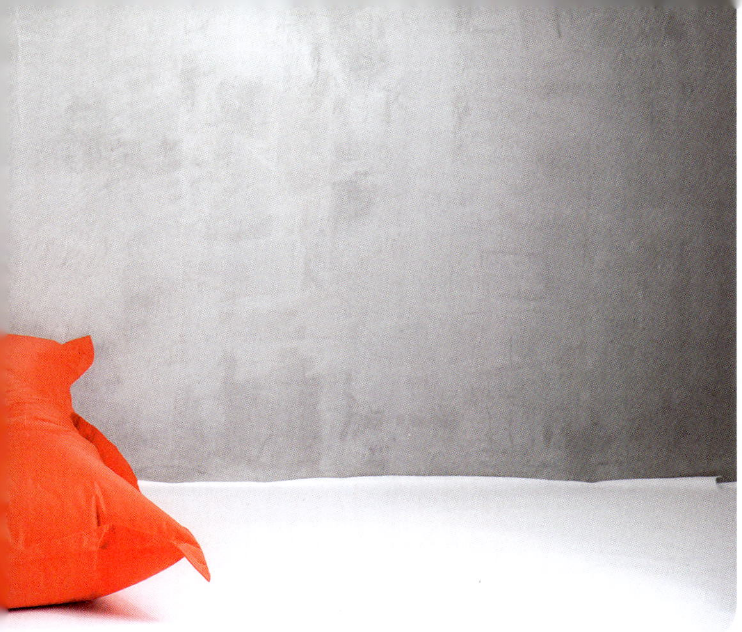

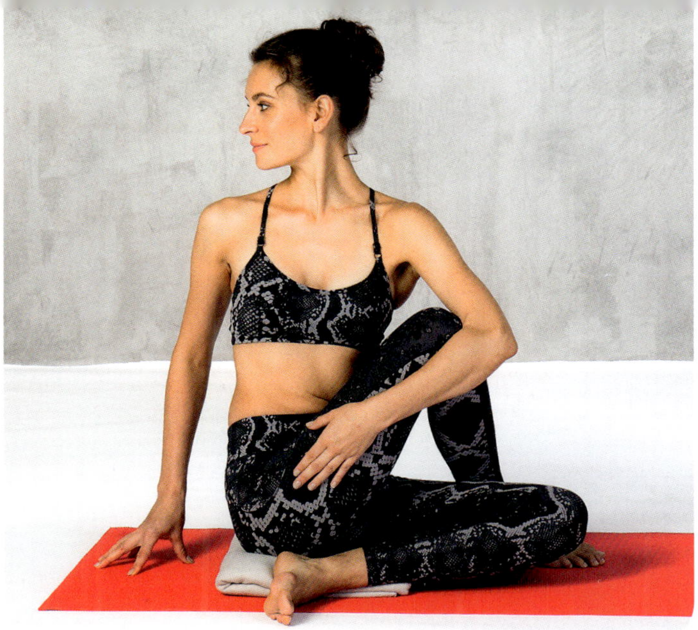

Über die Autorin

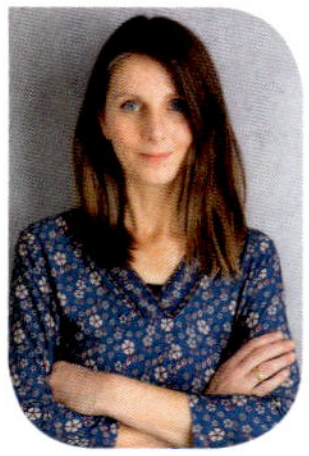

Gabi von Witzleben, Jahrgang 1970, war viele Jahre als Obergerichtsvollzieherin im Justizdienst tätig. Hier entwickelte sie ein Bewusstsein für die Unterschiedlichkeiten der Menschen. Diese Fähigkeit ermöglicht es ihr heute, jedem Yogaschüler auf Augenhöhe zu begegnen, um ihn da abzuholen, wo er steht, und um ihm das zu geben, was er braucht. Als Yogalehrerin gibt sie seit 2009 Yogakurse für Anfänger und Geübte, wenig später folgten dann auch Kursangebote für Senioren und Yoga am Arbeitsplatz. Es ist ihr wichtig, dass das Gelernte und Erlebte auf der Matte in den Alltag mitgenommen werden können: Stabilität und Kraft, aber auch Leichtigkeit, Flexibilität und die Fähigkeit loszulassen. Als Heilkräuterpädagogin führt Gabi von Witzleben Gruppen in die Natur, dort gibt sie ihr Wissen über die Kräuter und deren Verwendung mit Begeisterung weiter. Sie liebt ihre Familie und das Leben und ist mit ihrem Mann sowie den beiden Söhnen in Sachsenheim bei Stuttgart zu Hause. Mehr über Gabi von Witzleben erfahren Sie unter www.yoga-spirit-nature.de.

Venus-Yoga® ermöglicht eine stabile Erdung, eine flexible Beckenbasis sowie eine anmutige Aufrichtung und freie Gedanken.

Wie die Venus aus der Taufe gehoben wurde

Um mehr über die Anatomie des menschlichen Körpers zu erfahren, absolvierte Gabi von Witzleben nach der Yogalehrerausbildung eine Zusatzausbildung in Yogatherapie. Viele Fortbildungen und Seminare bei Yogalehrern unterschiedlicher Yogatraditionen folgten. Hieraus formte sie ihren ganz eigenen Yogastil, der sich weiterentwickeln darf, Stillstand ist für sie unerträglich. Und so konzipierte sie Yogastunden, die ursprünglich für Frauen in der zweiten Lebenshälfte gedacht waren. Da aber immer mehr jüngere Yogaschülerinnen an diesen Stunden teilnehmen wollten, weitete sie dieses Stundenkonzept aus und so entstand die Idee zum »Yoga der Weiblichkeit«, das neben den Körperübungen auch Übungen für den Beckenboden, Atemübungen und Entspannungsübungen beinhaltet. Jetzt brauchte das Kind nur noch einen Namen. Gemeinsam mit ihrem Mann fand sie den passenden Namen Venus-Yoga. Es ist Gabi von Witzleben ein Anliegen, dass Venus-Yoga vielen Frauen zugänglich ist, und aus diesem Grund ist dieses Buch entstanden. Zudem gibt sie ihr Wissen in Fortbildungen und in Seminaren weiter.

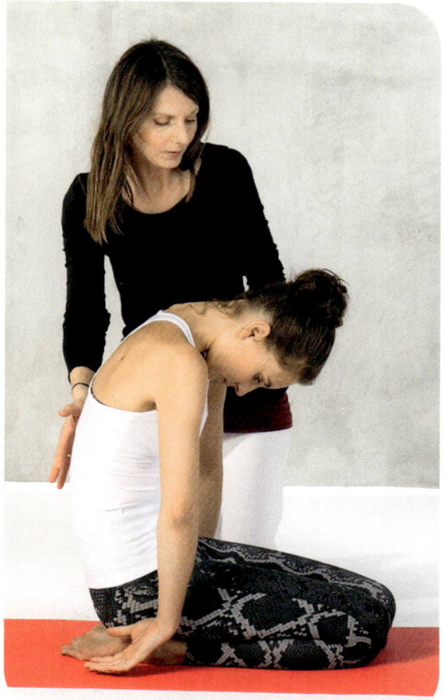

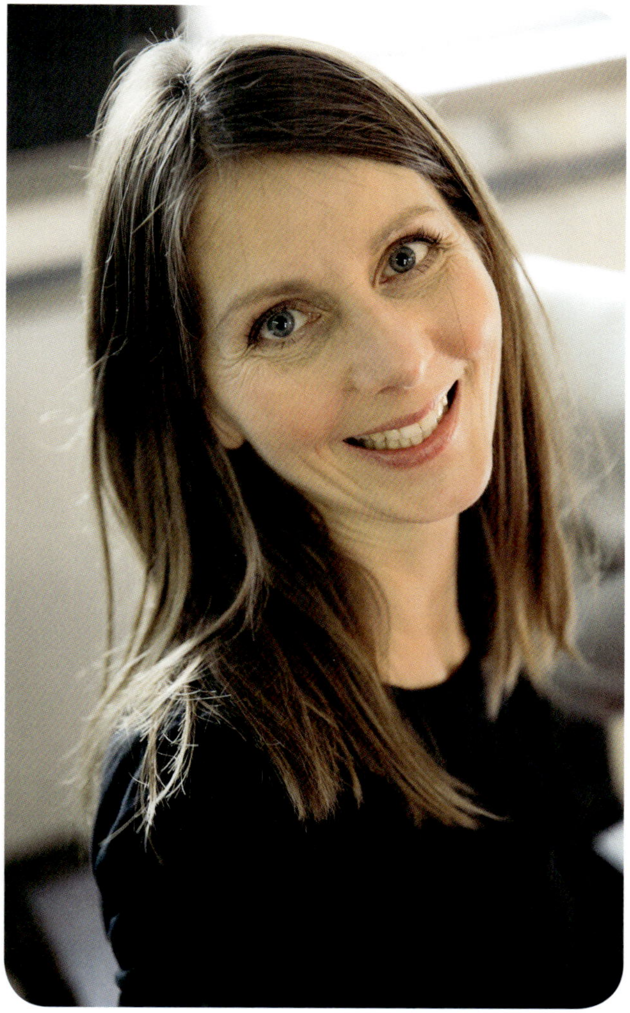

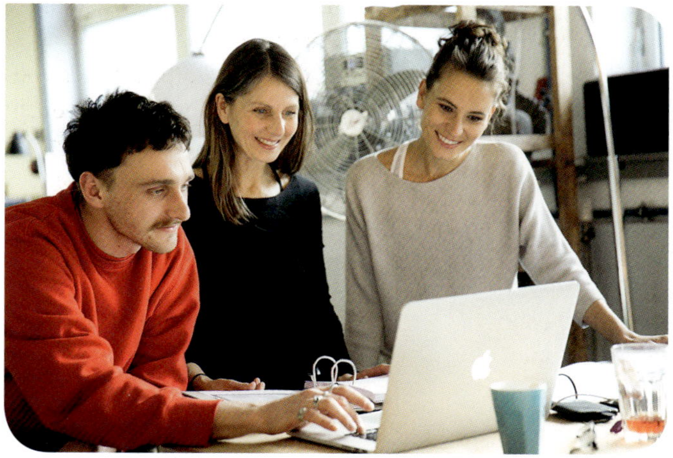

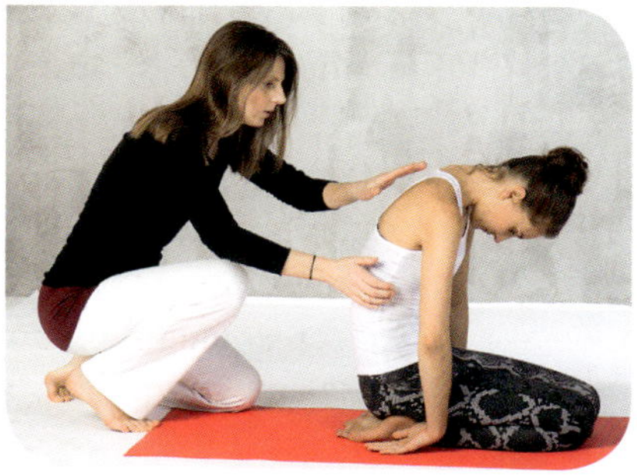

» Venus-Yoga® stärkt den Beckenboden und feiert die Weiblichkeit. «

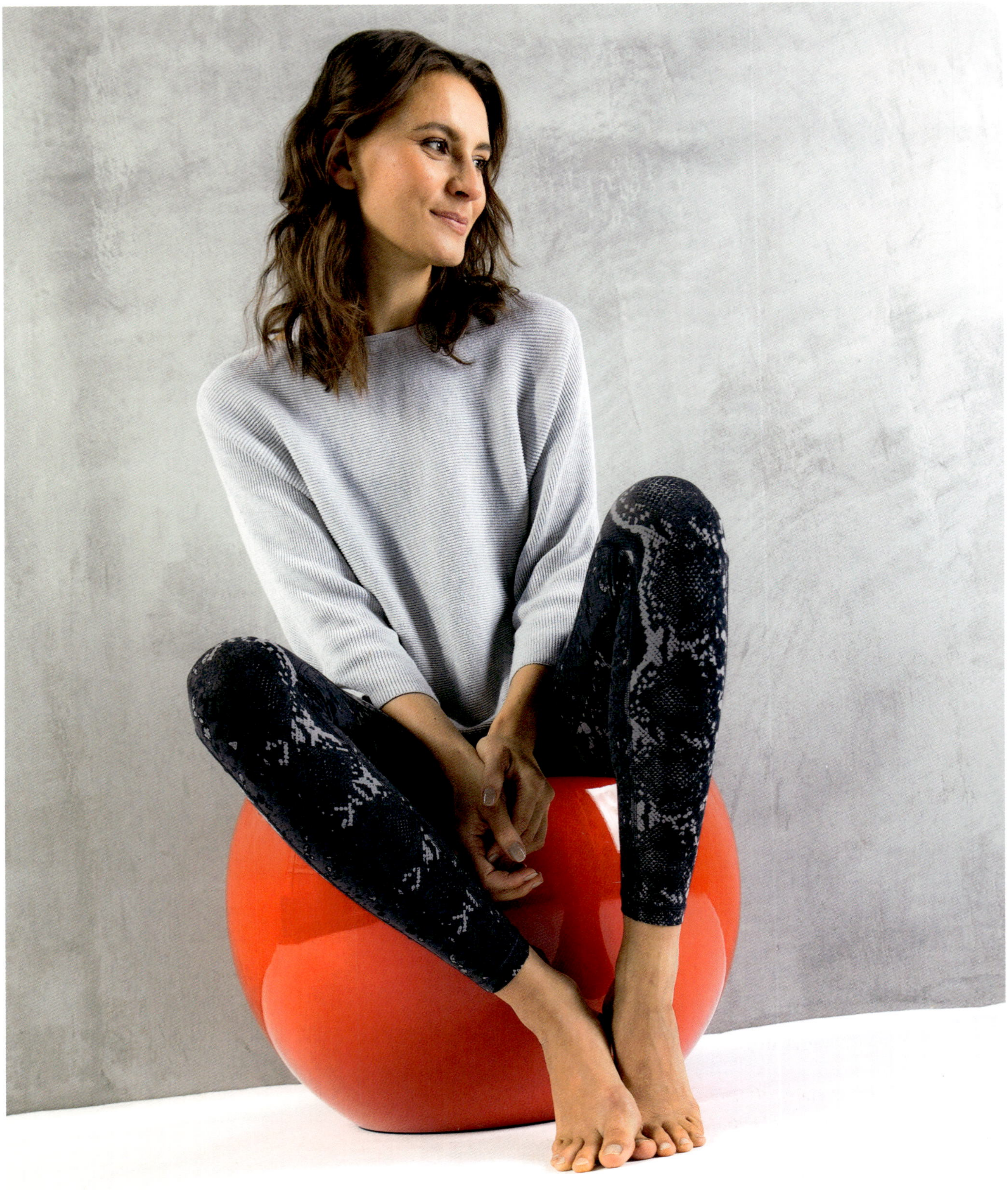

Liebe Leserin,

es ist noch gar nicht so lange her, da kam das Wort Beckenboden in unserem Sprachgebrauch praktisch nicht vor. Für die Mütter früherer Generationen wurde eine Rückbildungsgymnastik nach der Geburt nicht angeboten, Frauen in den Wechseljahren hatten Probleme mit der Blase und Organsenkungen geniert verschwiegen. Alles rund um das Becken war anrüchig und mit Scham besetzt, daher war es den Frauen auch kaum möglich, ihr Becken isoliert vom restlichen Körper zu bewegen. Dieser Raum in der Körpermitte war fremd, ein Agieren aus der Beckenkraft heraus unvorstellbar.

Glücklicherweise ist das heute anders, durch unsere moderne und offene Gesellschaft können wir uns über die zentrale Rolle des Beckenbodens informieren, wir wissen Bescheid.

Und dennoch ist es nach wie vor wichtig, dieses alte Tabuthema zu benennen und es weiter gesellschaftsfähig zu machen.

Venus-Yoga® als Methode verbindet nun verschiedene Ansätze: eine jahrtausendealte Tradition, ein ganzheitlicher Übungsweg wird in Kombination mit einer Praxis für den Beckenboden erlernt – mit dem Ziel, gut in unserer Körpermitte anzukommen und dort beheimatet zu sein.

So können wir uns anmutig aufrichten, haben einen eleganten Gang und unser Körper lässt harmonische Bewegungen zu. Unsere Außenwelt wird uns als entschlossene, kraftvolle und weibliche Persönlichkeiten wahrnehmen.

Sicher sind das genug Gründe, sich näher mit Yoga und dem Beckenboden zu beschäftigen.

Viel Spaß beim Lesen, Lernen und Üben!
Ihre Gabi von Witzleben

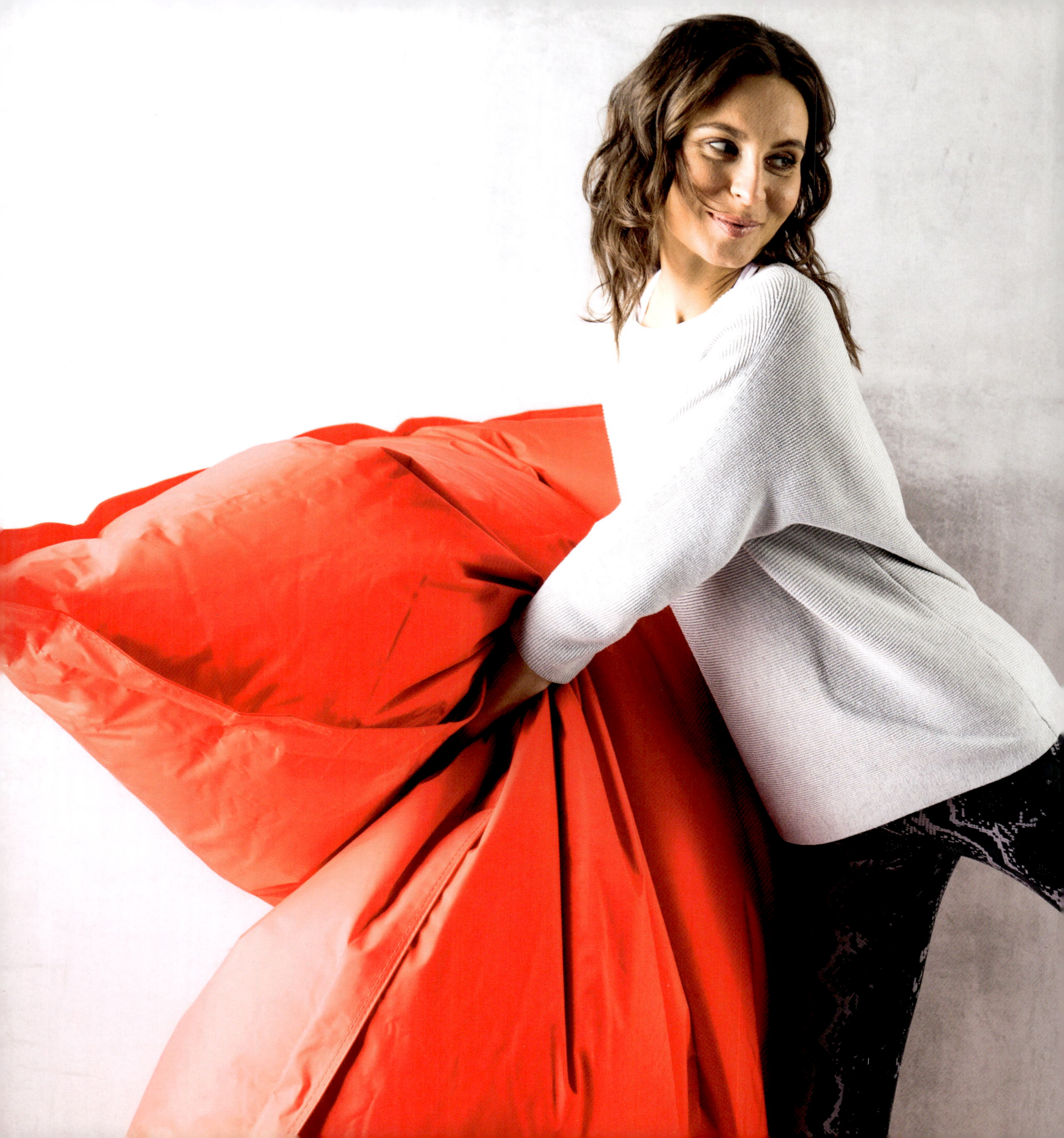

Erwecken Sie Ihre weibliche Kraft

Kommen Sie mit dem Zentrum Ihrer weiblichen Stärke in Kontakt. Erforschen, erkunden und entdecken Sie mit Venus-Yoga® Ihren Körper, um in Ihrer Weiblichkeit eine Heimat zu finden, die Sie trägt und beschützt.

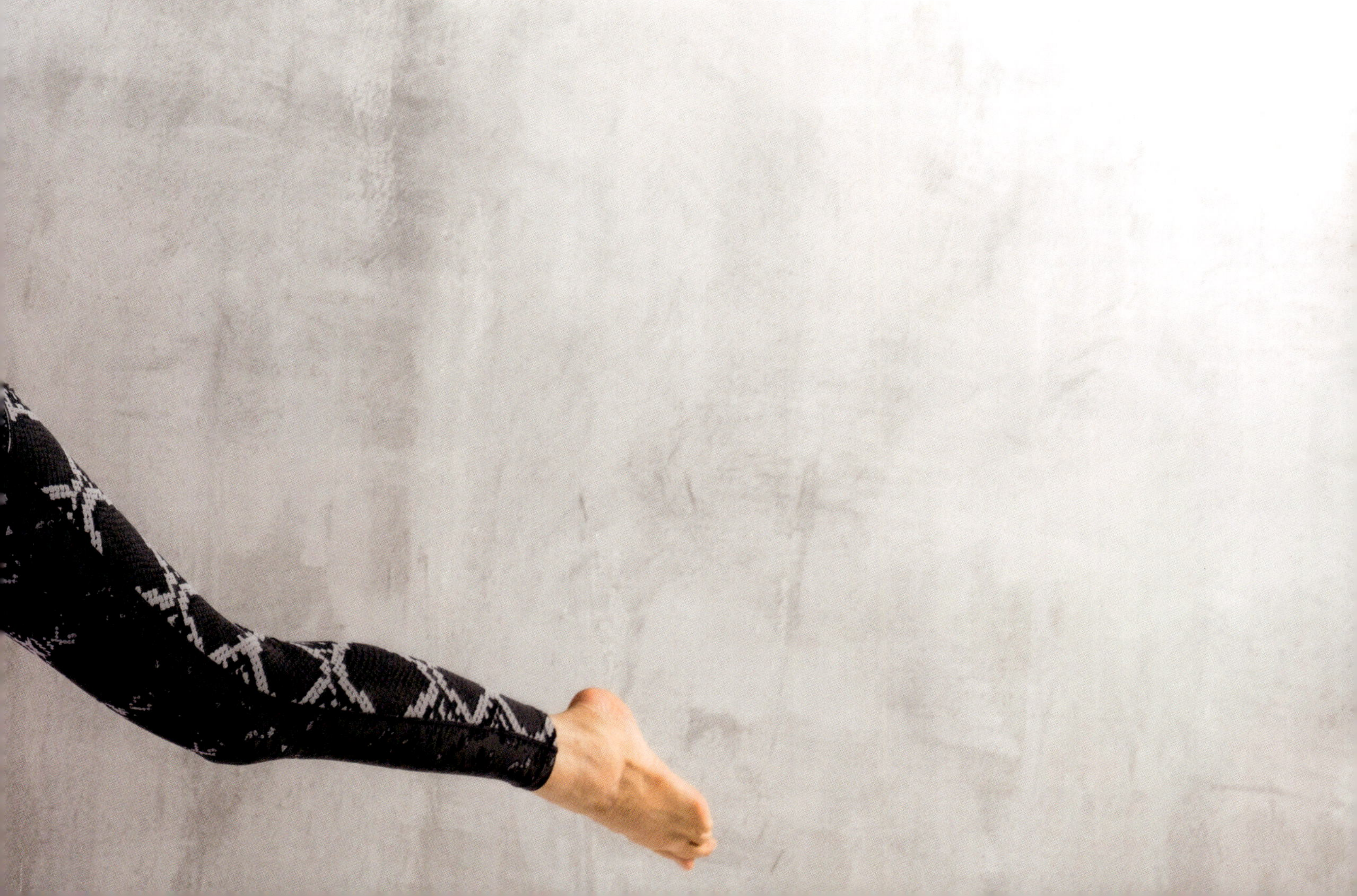

Der Beckenboden – die Macht unserer Mitte

Der Beckenboden besteht aus Muskeln und Bindegewebe, er verschließt die untere Beckenöffnung, hält und stützt die inneren Organe im Bauchraum und stabilisiert das Becken und den Rücken.

Der Beckenboden ist handtellergroß und besteht aus drei Muskelschichten, die wie folgt angeordnet sind:

Die äußere Schicht liegt direkt unter der Haut, verläuft als liegende Acht längs vom Schambein bis zur Spitze des Steißbeins und umgibt im vorderen Bereich Harnröhre und Vagina und im hinteren Bereich den Anus, sie ist die Schließmuskulatur von Anus und Blase.

Die mittlere Schicht liegt über der unteren Schicht, verläuft quer, verbindet die Sitzhöcker miteinander und kleidet den vorderen Bereich des Beckens bis zum Schambein hin aus. Diese Schicht wird durch die Harnröhre und die Vagina unterbrochen. Die mittlere Schicht stabilisiert das Becken und hält uns durch reflektorische Spannung »dicht«, beispielsweise wenn wir husten, niesen oder lachen.

Die innere Schicht: Diese flächenmäßig größte Schicht verläuft längs zwischen Schambein und Steißbein und kleidet das Becken wie eine Schale aus.

Damm: Der Damm liegt zwischen Vagina und Anus. Alle drei Beckenbodenschichten sind hier miteinander verbunden.

> **Merke**
>
> Ein gesunder, elastischer und aktiver Beckenboden lässt Sie aus der Körpermitte heraus erstrahlen, er schenkt Vitalität und trägt zu einem positiven Lebensgefühl bei.

Aufgaben des Beckenbodens

Der Beckenboden ist aktiv und sichert so die Harn- und Stuhlkontinenz, er verhindert einen unkontrollierten Abgang des Urins bzw. Austritt des Stuhls. Beim Wasserlassen und beim Stuhlgang ent-

» Das Becken als Zentrum einer vergnügten Weiblichkeit.

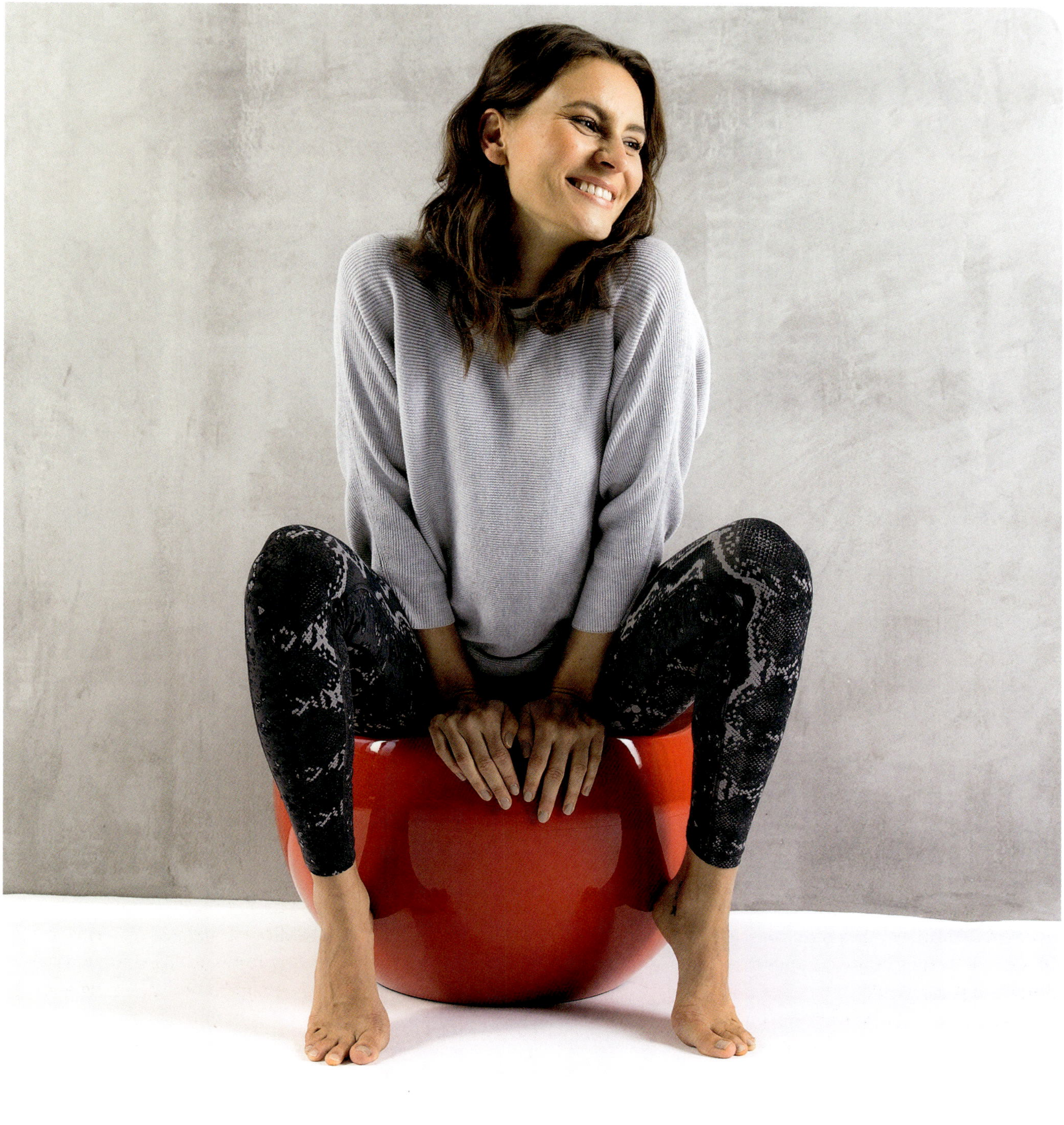

spannt sich der Beckenboden entsprechend.

Wenn wir husten, niesen, lachen, springen oder Ähnliches tun, hält der Beckenboden reflexartig dagegen und sorgt dafür, dass wir trocken bleiben.

Er trägt und stabilisiert den Rumpf und die Organe im Becken, bei einer Schwangerschaft auch noch das Baby, beim Geburtsvorgang dehnt sich der Beckenboden weit. Er hält unsere Körpermitte stabil, ist wichtig für die Ausrichtung unseres Beckens, ermöglicht eine anmutige Aufrichtung und verhindert eine Senkung von Gebärmutter, Scheide, Blase oder Mastdarm und er steigert die Empfindung in den Sexualorganen.

Der Beckenboden funktioniert im Stillen, er erledigt seine Aufgaben, ohne dass wir dies bewusst wahrnehmen, und somit schenken wir diesem Wunderwerk oft leider erst dann unsere Aufmerksamkeit, wenn seine Spannkraft und Flexibilität nachlassen und er uns im Alltag behindert.

So ist es wichtig, dass wir dem Beckenboden Aufmerksamkeit schenken, denn nur dadurch ist eine bewusste Wahrnehmung des Beckenbodens möglich, und nur da, wo Wahrnehmung ist, können wir verändern und gestalten; nur da kann Energie fließen.

Warum ein gesunder Beckenboden wichtig ist

Nach Schwangerschaft und Geburt: Schwangerschaft und vaginalen Geburt belasten den Beckenboden extrem. In den ersten Wochen nach der Entbindung benötigt der Beckenboden so viel Entlastung wie möglich. Legen Sie sich immer wieder hin, damit Ihr Körpergewicht nicht für längere Zeit gegen den Beckenboden drückt, vermeiden Sie Bauchraumdruck und schweres Heben. Das Gefühl der Schwere im Becken wird sich nach einiger Zeit legen und Sie werden wahrnehmen, dass Sie sich zunehmend spannkräftiger fühlen und sich besser aufrichten können. Um nach dieser körperlichen Extrembelastung wieder agil zu werden, ist es unausweichlich, dass Sie den Beckenboden trainieren und gesund erhalten.

Die Wechseljahre: Da der Beckenboden stark östrogenabhängig ist, verliert er in den Wechseljahren an Spann- und Haltekraft. Diese Kraft ist aber erforderlich, um eine Senkung der Beckenorgane zu verhindern. Viele Frauen leiden in den Wechseljahren unter trockener Schleimhaut. Durch eine Aktivierung des Beckenbodens wird die Vaginalschleimhaut besser durchblutet und kann sich aufbauen.

Zudem können verschiedene Krankheitsbilder der Blase durch ein ge-

Das schwächt den Beckenboden:

- eine angeborene Bindegewebsschwäche
- chronischer Husten, Räuspern und häufiges Niesen
- langes Sitzen mit rundem Rücken
- einige Sportarten, beispielsweise Joggen, Seilspringen, Tennis, Trampolin
- Schwangerschaft und Geburt
- Übergewicht und jeder Druck im Bauchraum
- chronische Verstopfung
- schweres körperliches Arbeiten
- harte Gangart
- Östrogenmangel in den Wechseljahren

Überdenken Sie Ihren Alltag, sicher wird es an der einen oder anderen Stelle möglich sein, Änderungen herbeizuführen, um den Beckenboden zu schonen und zu entlasten.

zieltes Beckenbodentraining verbessert oder minimiert werden. Jedoch möchte ich an dieser Stelle darauf hinweisen, dass Venus-Yoga® weder einen Arzt noch einen Therapeuten ersetzt. Das Yogakonzept dient zur Vorbeugung und zur Begleitung.

Schutz für den Beckenboden im Alltag

Runde Körperhaltung vermeiden

Bequeme Sofas, Wohlfühlsessel und auch manche Autositze laden geradezu zum Lümmeln ein. Loslassen können, entspannen, sich gehen lassen stehen für eine runde Körperhaltung, hängende Schultern mit wenig Spannung; auch der Beckenboden lässt hier los. Diese Ruhepausen sind wichtig, um nach der Regeneration wieder aktiv sein zu können. Muskeln, die ständig unter Anspannung stehen, können sonst, wenn es darauf ankommt, nicht maximal agieren. Nehmen die Ruhepausen jedoch überhand, baut unser Körper Muskelmasse ab und man kann schlicht festhalten, dass zu viel bequemes und gekrümmtes Rumhängen dem Körper schadet.

Daher: Richten Sie sich auf. Sitzen Sie auf den Sitzhöckern, wenn möglich auf harten Unterlagen, die keine Rückenlehne haben. Machen Sie sich zum Grundsatz: Schemel statt Sofa und Hocker statt Schaukelstuhl. Diese Art zu sitzen wird anfangs anstrengend sein, Ihr Körper wird sich aber schnell daran gewöhnen.

Die angesprochenen Sitzhöcker finden Sie so:

- Kippen Sie Ihr Becken nach hinten: Sie sitzen auf dem Po, der Rücken wird rund.
- Kippen Sie Ihr Becken nach vorne: Sie sitzen auf den Oberschenkeln, haben ein leichtes Hohlkreuz.
- Wippen Sie nun mehrmals vor und zurück. In der Mitte, zwischen den zwei Bewegungen, können Sie die Sitzhöcker spüren. Versuchen Sie nun, an dieser Stelle in dieser Position zu verweilen und sich aufzurichten.

Bauchraumdruck vermeiden

Beim Husten oder Niesen wirken enorme Kräfte auf den Beckenboden. Häufig sieht man, dass hustende oder niesende Menschen sich mit runden Rücken nach vorne beugen, Kraftwellen kommen ungebremst im Beckenboden an.

Für den Beckenboden ist es viel schonender, wenn Sie sich in solchen Momenten leicht zur Seite drehen und in die Ellbogenbeuge husten/niesen. Durch diese Verschraubung des Oberkörpers wird der Druck abgefedert, zusätzlich können Sie mit einer aktiven Anspannung des Beckenbodens den Druck mildern.

Wenn Sie aus der Rückenlage aufstehen, winkeln Sie die Beine an, drehen Sie sich zur Seite und kommen Sie mit Hilfe der Hände zum Sitzen. Dieses Nach-oben-Rollen ist rückenschonend und verhindert ebenfalls einen unnötigen Druck im Bauchraum.

Richtiges Heben und Tragen

Das Heben und Tragen schwerer Lasten bleibt den Männern vorbehalten, alles andere wäre eine falsch verstandene Emanzipation. Ein Abgeben hat nichts mit Schwäche, sondern mit Eigenliebe zu tun. Nehmen Sie jede Art von Hilfe dankend an.

Wenn Sie dennoch einen schweren Gegenstand aufheben, gehen Sie in einem breiten Stand mit geradem Rücken in die Hocke und ziehen Sie die Last zu sich heran. Heben Sie nun mit einer Ausatmung und aktivem Beckenboden die Last in einer stetigen und gleichmäßigen Bewegung körpernah hoch. Ist die Last angehoben, atmen Sie ruhig weiter und legen Sie den Gegenstand so wieder ab, wie Sie ihn angehoben haben. Versuchen Sie unbedingt, aus den Armen, Beinen und

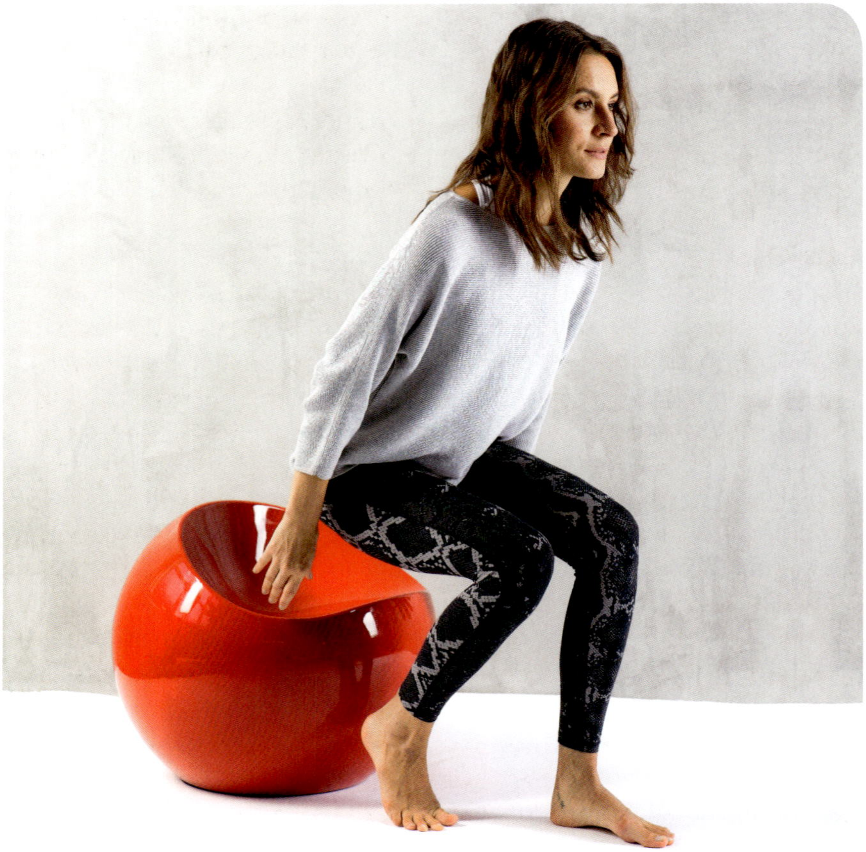

Aktives Aufstehen mit nach vorne verlagertem Gewicht

aus der Körpermitte heraus zu agieren, nicht aus dem Kreuz.

Aufstehen und Hinsetzen

Halten Sie die Körperspannung. Das Aufstehen und Hinsetzen sollte immer ein aktiver Prozess sein, lassen Sie sich nicht auf einen Stuhl oder eine andere Sitzgelegenheit fallen.

Kommen Sie in einer aufrechten Sitzposition mit den hüftbreit auseinanderstehenden Füßen in Schrittstellung, das heißt, ein Fuß ist vorne abgestellt, mit dem anderen Fuß, der unter dem Stuhl ist, stehen Sie auf dem Ballen. Kippen Sie nun das Becken leicht nach vorne, Ihr Gewicht wird somit auch dorthin verlagert. Der hintere Fußballen gibt den Impuls zum Aufstehen, atmen Sie aus, spannen Sie den Beckenboden an und kommen Sie, nicht mit Schwung sondern mit Muskelkraft, in den Stand.

Setzen Sie sich so, wie Sie aufgestanden sind, auch wieder hin.

Beckenboden und Sport

Viele Frauen mit schwachem Beckenboden verzichten aus Angst vor unkontrolliertem Urinabgang auf eine sportliche Betätigung. Das hat zur Folge, dass die muskuläre Spannung im Körper sinkt und auch der Tonus im Beckenboden abnimmt; das Problem mit der Blase verstärkt sich dadurch weiter.

Für den Beckenboden belastend sind u.a. alle Sportarten, bei denen Sie springen oder abrupt abbremsen müssen. Hier sind einige Beispiele: Joggen, Trampolinspringen, Tennis- und Squashspielen, Seilspringen, Basketball, Handball und einige Disziplinen aus der Leichtathletik.

Es gibt aber auch eine Vielzahl an sportlichen Betätigungen, die Sie völlig unbedenklich ausführen können: Schwimmen, Radfahren, flottes Gehen auf weichem Untergrund, Ski-Langlauf, Schlittschuhlaufen oder Inlineskaten gehören beispielsweise dazu.

Aber auch entspanntere Bewegungsformen wie Yoga, Feldenkrais, Tai-Chi usw. sind unbedenklich.

Achten Sie bei allen Sportarten und Übungen immer auf eine korrekte Ausführung und ordentliche Ausrüstung. Gönnen Sie sich regelmäßig neue Laufschuhe oder eine neue Yogamatte.

Toilettenverhalten

Als Kind lernen wir vieles durch Nachahmung, später dann mit unserem eigenen Intellekt. In unserer Gesellschaft ist es jedoch normal, dass wir als Kind zwar auf die Toilette begleitet werden, auf dem Örtchen an sich sitzen wir allerdings allein, keiner macht uns vor, wie wir uns richtig hinsetzen, um die Geschäfte zu erledigen.

Bei der Darmentleerung ist darauf zu achten, dass der Stuhl nicht gepresst, sondern mit einer Ausatmung geschoben wird. Eine aufrechte Sitzhaltung auf der Toilette, bei der sich Oberkörper und Beine in einem 90-Grad-Winkel befinden, sollte auf jeden Fall vermieden werden, sie führt zu einem Knick im Darm, der Stuhl kann nicht hinausgleiten.

Folgende Position, die an eine Hocke erinnert, ist daher zu bevorzugen: Neigen Sie Ihren Oberkörper leicht nach vorne und stellen Sie Ihre Füße auf einem Hocker ab, sodass der Winkel zwischen Oberkörper und Beinen etwa 35 Grad beträgt. So wird der Enddarm nicht abgeknickt und kann sich vollständig entleeren.

Beim Wasserlassen sitzen Sie aufrecht, lassen den Beckenboden bewusst los, die Miktion (das Urinieren) setzt dann automatisch ein. Drücken Sie nicht und geben Sie Ihrem Körper die Zeit, die er braucht. Gehen Sie auch nur dann zur Toilette, wenn sich die Blase deutlich meldet; so kann sie lernen, mit einer größeren Füllmenge zurechtzukommen.

Beckenboden und Haus- und Gartenarbeit

Auch hier gilt: Geben Sie schwere Arbeiten ab, für diese sind Sie nicht zuständig. Achten Sie bei allen handwerklichen Arbeiten darauf, dass Sie aus dem Becken heraus agieren.

Gehen Sie bei jeglichen Küchenarbeiten oder beim Bügeln in die Schrittstellung und lassen Sie die Knie locker. Meist stehen wir mit gestreckten Beinen und verlagern das Gewicht nach rechts oder links. Achten Sie darauf, dass Sie Ihr Gewicht gleichmäßig auf beide Beine verteilen und ganz entspannt die Knie leicht beugen. Wenn Sie viel Kraft aufwenden müssen, spannen Sie den Beckenboden mit einer Ausatmung an und führen die Bewegung erst dann aus.

Wenn Sie sich bücken, gehen Sie immer mit breitem Stand und geradem Rücken in die Knie.

Beckenboden und Kleinkinder

Wir sehen ein Baby und werden weich und lassen los – und das ist richtig so. Ein Baby braucht diese liebevolle, weiche Zuwendung. Im Umgang mit einem Baby haben wir meistens eine runde haltende und beschützende Haltung unseres Oberkörpers vor allem auch beim Stillen.

Vergessen Sie deswegen nicht, sich bei den alltäglichen Arbeiten immer wieder aufzurichten, um nach dem Wochenbett Ihre Körperspannung wieder zurückzuerlangen. Machen Sie sich bewusst, dass Maxi-Cosi, Kinderwagen usw. schwere Lasten sind. Tragen Sie diese immer körpernah und mit aktivem Beckenboden.

Irgendwann sind die Babys dann Kinder, können längst selbständig und sicher laufen, werden jedoch immer wieder getragen. Es gibt sicher Alltagssituationen, in denen das angezeigt ist. Unterschätzen Sie aber die Energie und das Durchhaltevermögen Ihrer Kinder nicht – Ihr Beckenboden wird es Ihnen danken.

Venus-Yoga® – Yoga der Weiblichkeit

Venus-Yoga® ist ein besonders sanfter Yogastil, der auf die Bedürfnisse der Frau eingeht und Asanas harmonisch mit Übungen für den Beckenboden kombiniert.

Der Beckenboden ist mit unserem Knochengerüst und mit der umliegenden Muskulatur verbunden. Daraus folgt, dass jede Bewegung des Beckens auch den Beckenboden anspricht. Viele Übungen aus dem Yoga agieren aus dem Becken heraus, der Beckenraum ist der Impulsgeber. Somit fließt durch ausgesuchte Übungen ein Beckenbodentraining mit in die Yogapraxis ein.

Die Asanas im Yoga sprechen unsere Energiezentren im Körper an. Das erste Zentrum liegt im Becken, im Bereich des Damms. So können wir zusätzlich zu den beckenbetonten Übungen auch solche Asanas praktizieren, die das Wurzel-Chakra (Seite 24) aktivieren, um einen erhöhten Energiefluss und eine gebündelte Aufmerksamkeit im Beckenraum zu erhalten.

Die Venus steht sinnbildlich für Schönheit, Liebe und Weiblichkeit. So ist Venus-Yoga® ein eher weicher und geschmeidiger Yogastil, der die Bedürfnisse der Frauen berücksichtigt. Die Übende kann als Schöpferin ihre Yogapraxis intuitiv selbst gestalten und daran reifen. Die Venus-Energie steht in Gegensatz zur dynamischen, entschlossenen und männlichen Mars-Kraft.

Das Konzept von Venus-Yoga®

Venus-Yoga® ruht auf folgenden **vier Säulen**. Diese sind:

- **Asanas:**
  Die Übungen dienen der körperlichen Gesundhaltung. Der Körper wird gedehnt, gekräftigt und bewusst wahrgenommen. Sie finden hier ausgesuchte Übungen für ein gesundes und flexibles Becken und Übungen, die den Beckenraum entlasten und das dem Beckenboden entsprechende Chakra stimulieren.
- **Beckenbodenübungen:**
  Da wir uns in unserer bequemen Zeit immer weniger bewegen, sinkt die Grundspannung des Beckenbodens in Laufe unseres Lebens. In der Schwangerschaft und während der vaginalen Geburt wird der Beckenboden massiv belastet und gedehnt. Zudem ist der Beckenboden hormonabhän-

gig, das heißt: Sinkt in den Wechseljahren der Östrogenspiegel, so fällt dieser natürliche Stabilisator weg. Daher lässt bei vielen Frauen die Beckenbodenkraft in dieser Zeit stark nach.
Frauen sollten daher nach dem Wochenbett mit leichten Übungen das Beckenbodentraining beginnen, ein beckenbodengerechtes Verhalten im Alltag sollte zur Selbstverständlichkeit werden und dann können sie mit einem Bewusstsein für den Beckenraum durch die Zeit der Wechseljahre gehen.

- **Atemübungen:**
  Wir atmen ein und wir atmen aus – vom ersten bis zum letzten Atemzug und die meiste Zeit ist uns diese Selbstverständlichkeit des Atems nicht bewusst. Im Venus-Yoga® schenken wir unsere Atemkraft besondere Aufmerksamkeit, wir nutzen den Atem gezielt, um unseren seelisch-geistigen Zustand bewusst zu beeinflussen.
  Einige Übungen führen in die Ruhe und in die Stille, andere wirken kühlend, ausgleichend und beschützend.
- **Entspannungsübungen:**
  Wir leben in einer aktiven Zeit, in der ständige Präsenz und andauernde Bereitschaft gefordert werden, sowohl im Berufsleben als auch im privaten Bereich. Permanent in »Hab-Acht-Stellung« zu sein, setzt den ganzen Körper unter Spannung und wir nehmen diese Anspannung als normalen Zustand wahr. Es gelingt uns kaum noch, Entspannung zu finden, das Loslassen ist uns fremd geworden und macht uns vielleicht sogar Angst. Durch die Entspannungsübungen im Venus-Yoga® werden der Körper und die Gedanken bewusst in die Ruhe und Stille geführt, sodass sich schon nach kurzer Zeit tiefe Entspannung und Wohlgefühl ausbreiten können.
  Der Spruch oder die Affirmation, mit der jede Yogastunde abschließt, kann als Begleiter durch die Woche dienen.

Ziele des Venus-Yoga®

Yoga kräftigt und dehnt den Körper, schafft Stabilität und Leichtigkeit und belohnt uns nach dem Üben mit Energie und Vitalität. Yoga schafft Klarheit, gibt mentale Stärke, schenkt Ruhe und Gelassenheit.

Im Venus-Yoga® steht der Beckenraum der Frau im Mittelpunkt. Die Übende soll in Kontakt mit ihrer Körpermitte treten und im besten Fall hier »Einzug« halten, um auch im Alltag aus einer stabilen und geschmeidigen Beckenbasis heraus agieren zu können.

Venus-Yoga® kann den Frauen ein wertvoller Begleiter sein, in der Zeit nach der Geburt, in den Wechseljahren und auch im Alter. Im Venus-Yoga® ist der Weg das Ziel. Wir lernen, unseren Körper wahrzunehmen und anzunehmen, und wir werden uns unserer Weiblichkeit bewusst; dies kann der Auftakt zu einer spirituellen Entwicklung sein. Gerade die Zeit nach einer Geburt und die Wechseljahre sind eine Zeit der Veränderung, der Neuorientierung, altbewährte und vertraute Lebensmuster kommen ins Wanken. Fragen in dieser Zeit können sein: »Wo komm ich her und wo will ich hin?« Nun ist es wichtig, für die Veränderung bereit zu sein, das bedarf sicherlich an der einen oder anderen Stelle Mut und Kraft.

Diese Lebensphase ist ein Prozess des Werdens, nicht nur auf der körperlichen, sondern auch auf der spirituellen Ebene. Venus-Yoga® kann diese Wandlung begleiten, die Frau wird sich immer mehr ihrer selbst bewusst, diese innere Wandlung drückt sich auch äußerlich aus. Frischgebackene Mütter haben plötzlich eine ganz andere Ausstrahlung – leuchtend, erfrischt und voller Leben. Ein bewusstes Erleben der Wechselzeit lässt Frauen von innen heraus strahlen, eine tiefe Zufriedenheit, Ruhe, Harmonie, ein Angekommensein werden sichtbar.

Der Lauf der Zeit

Wie durchleben unseren Zyklus, Tag und Nacht, Trauer und Freude, wir atmen ein und wieder aus, wir essen und verdauen, wir erblicken das Licht der Welt und am Ende unseres Lebens werden wir sterben.

An diesen klaren Gesetzmäßigkeiten ist nichts zu ändern. Aber es ist kein Zeitpunkt, sondern ein Zeitabschnitt, den wir aktiv gestalten können.

Wir durchleben die Jahreszeiten. Wir wissen, dass nach einem kalten Winter im nächsten Frühling die Natur mit ganzer Kraft erwacht. Nach den ersten Trieben und Blättern entfalten sich die Blüten. Wenn wir im Sommer die Früchte genießen möchten, müssen wir uns von der Schönheit der Blütenzeit verabschiedet haben. Vergeht die Frucht, entsteht aus ihr neuer Samen – der Lauf der Zeit. Die einzelnen Jahreszeiten vergehen, um im nächsten Jahr wiederzukommen, wenn auch in einer anderen Dynamik, kein Sommer gleicht dem nächsten. Alles hat seine Zeit. Es ist ein immerwährendes Kommen und Gehen, ein Werden und Vergehen.

Pubertät – Jugendliche – Wechseljahre – Alter:

Die Pubertät und die Wechseljahre sind eine Zeit der großen hormonellen Veränderungen im Leben einer Frau. Vom Mädchen reifen wir heran zur jungen Erwachsenen. Die meisten Frauen kommen erst in einer Schwangerschaft mit ihrem Beckenboden in Kontakt. Nach der Geburt müssen wir uns neu orientieren. Ein Paar wird zu Eltern, die Familienmitglieder nehmen neue Positionen ein. Tagesablauf und Lebensrhythmus müssen neu geordnet, klare und bewährte Strukturen wollen überdacht und anders definiert werden.

Mit den Wechseljahren beginnen wir einen Zeitabschnitt, der im Alter endet. Wir sind aufgefordert, bewusst auf unser Leben zu schauen, uns Fragen zu stellen: Soll mein Leben so weitergehen, oder möchte ich ihm eine andere Richtung geben? Will ich noch etwas Neues lernen? Was kann ich noch erreichen?

In der Schwangerschaft setzt unser Zyklus aus, am Ende der Wechseljahre verabschiedet er sich und die Basis, die uns getragen hat, wird brüchig. So können wir überdenken, ob es neben den Yoga- und Beckenbodenübungen auch angezeigt ist, auf andere Art und Weise im Alltag wieder zu einer Stabilität zurückzufinden. Auf den Lebensabschnitt schauen, bewusste Impulse setzen, um dem Alltag wieder eine Klarheit und neue Stabilität zu geben. Sie werden sich dadurch bewusst aufrichten können, im Körper und auch im Geist. Und diese klare und sichere Haltung kann dazu beitragen, auch dem Beckenraum eine Stabilität zu geben, ohne zu verhärten.

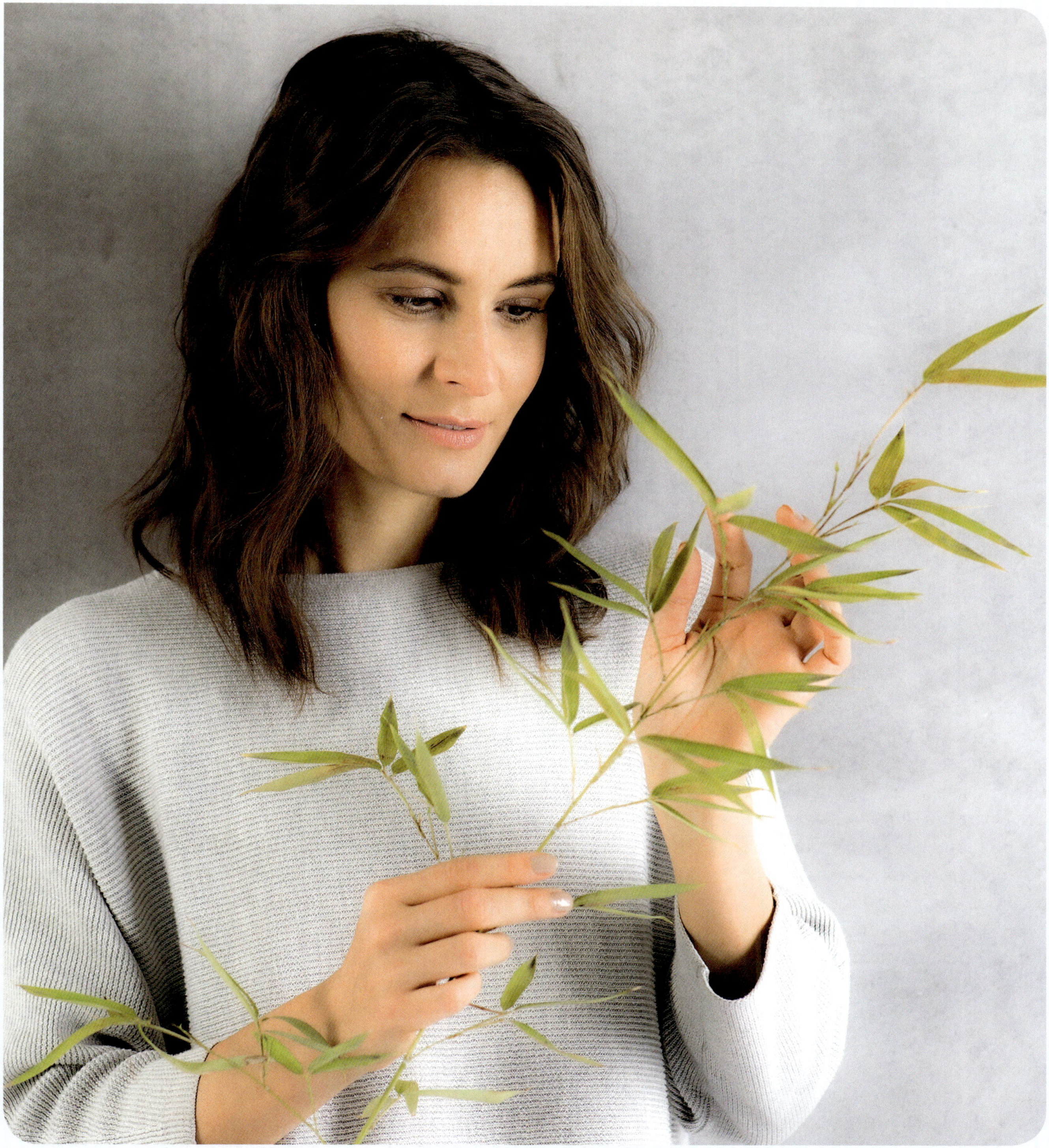

Die Naturbetrachtung: Veränderung und Wandel werden deutlich.

Energetisch liegt der Beckenboden im Bereich des Wurzel-Chakras, unseres ersten Energiezentrums. Dieses Zentrum steht für Basiskraft, Stabilität und Sicherheit, für Urvertrauen, Heimat und Erdung. Ein gesundes und freies Wurzel-Chakra gibt dem Menschen die Gewissheit, dass zu jeder Zeit für seine körperlichen Grundbedürfnisse gesorgt ist.

Sieben Lebensjahrsiebte und sieben Chakren

Das Wort Chakra kommt aus dem Sanskrit, der heiligen Sprache Indiens, und bedeutet so viel wie »Rad« oder »Wirbel«. Chakren sind spirituelle Kräfte, die auf subtile Art und Weise wahrgenommen werden können und in uns wirken. Die sieben Hauptchakren sind tief im Inneren unseres Körpers angesiedelt und verlaufen vom Beckenboden die Wirbelsäule entlang nach oben bis zum unserem Scheitel. Diese Energiewirbel sind in Bewegung, haben Schwingung und Tempo. Wir können hier ganz bewusst eingreifen und die Chakren stimulieren, durch Bilder und Meditation, durch Farben, Steine, Klänge, Düfte und auch durch Yogaübungen.

Das erste Lebensjahrsiebt ist geprägt von vollständiger Abhängigkeit. Das Kind benötigt ein stabiles Umfeld und ein sicheres Nest, eine vertrauensvolle Umgebung und liebevolle Bezugspersonen, Vorbilder für die Nachahmung. Diese Zeit steht im Zeichen des Wurzel-Chakras. Kann das Kind in den ersten Lebensjahren in Sicherheit und Geborgenheit aufwachsen, wird es später auch sicher im Leben stehen können. Diese Menschen sind gut geerdet, haben Vertrauen in sich selbst und in ihr Umfeld.

Im zweiten Lebensjahrsiebt ist das Kind schulreif und in der Lage, nicht nur über Nachahmung, sondern auch über den Intellekt zu erfassen. Die erste wirkliche Abnabelung von den Eltern findet statt, das Kind kommt in die Pubertät. In dieser Zeit entwickelt das Kind Kreativität, besondere Fähigkeiten und Talente kommen zum Vorschein. Diese Zeit steht im Zeichen des Sakral-Chakras. Kann sich das Kind in dieser Zeit frei entwickeln, können sich Emotionen, Empfindungen und Selbstliebe in der Person manifestieren.

Im dritten Lebensjahrsiebt reift der Jugendliche zum jungen Erwachsenen heran. Die meisten Älteren denken gerne an diese Sturm-und-Drang-Zeiten zurück. Es ist die Zeit des Experimentierens, die jungen Menschen sind risikobereit, vielleicht auch manchmal leichtsinnig. Glücklicherweise überstehen wir diese Zeit meistens unbeschadet oder kommen mit einem blauen Auge davon. »Mir gehört die Welt«, das ist der Spruch für diese Zeit, in der es auch erlaubt ist, Grenzen zu überschreiten oder Tabus zu brechen. Die eigene Persönlichkeit bildet sich immer mehr aus, der junge Mensch entwickelt seine eigene Meinung und vertritt diese auch nach außen. Diese Zeit steht im Zeichen des Solarplexus-Chakras. Gut gelebt gibt sie Aufrichte- und Spannkraft, Durchhaltevermögen, Willensstärke und eine klare Ausrichtung.

Im vierten Lebensjahrsiebt ist der junge Mensch nun erwachsen, die leibliche Entwicklung ist abgeschlossen, die Zeit der seelischen Reife beginnt. Durch Studium und Ausbildung entsteht eine noch weitere Abnabelung vom Elternhaus. Eine Zeit, um in die Welt hinauszugehen, und auch die Zeit, in der wir eine erste längere Beziehung haben. Diese Zeit steht im Zeichen des Herz-Chakras. Dürfen wir hier frei leben, entwickeln wir Liebe und Vertrauen, Mitgefühl und tiefe Dankbarkeit, ein Glücksgefühl aus dem Innersten heraus.

Im fünften Lebensjahrsiebt stehen wir oft schon fest im Leben und müssen uns nicht mehr vordringlich um unsere menschliche Grundversorgung kümmern, wir können gelassener werden. Unsere Ausbildung ist abgeschlossen, wir haben ein eigenes Heim bezogen. Für viele Frauen stellt sich in dieser Zeit die Frage, ob sie Kinder bekommen möchte. Wenn ja, sind die Rahmenbedingungen hierfür in Ordnung? Steht der richtige Partner an der Seite? Können Familie und Beruf verbunden werden? Wenn eine Frau keine Kinder bekommt, ist dies auch die Zeit, in der sie sich ihrem Umfeld ständig erklären muss, sie wird oft auf ihre Situation angesprochen und soll sich rechtfertigen. Diese Zeit steht im Zeichen des Hals-Chakras. Kommen wir gelassen und klar durch diese Zeit, können wir unsere Authentizität entwickeln, können ehrlich kommunizieren und sicher in Kontakt mit unserem Gegenüber treten.

Im sechsten Lebensjahrsiebt sind wir in unserer Beziehung, unserer Familie, unserem Beruf angekommen. Vielleicht haben wir hier auch den Mut, noch einmal etwas Neues zu beginnen. Für die Familie ist es nicht mehr so bedeutsam, dass wir ständig verfügbar sind. Wir haben wieder Raum, um bei uns selbst anzukommen. Diese Zeit steht im Zeichen des Stirn-Chakras. Wurde dieses Lebensjahrsiebt gut gelebt, können wir auf eine innere Führung

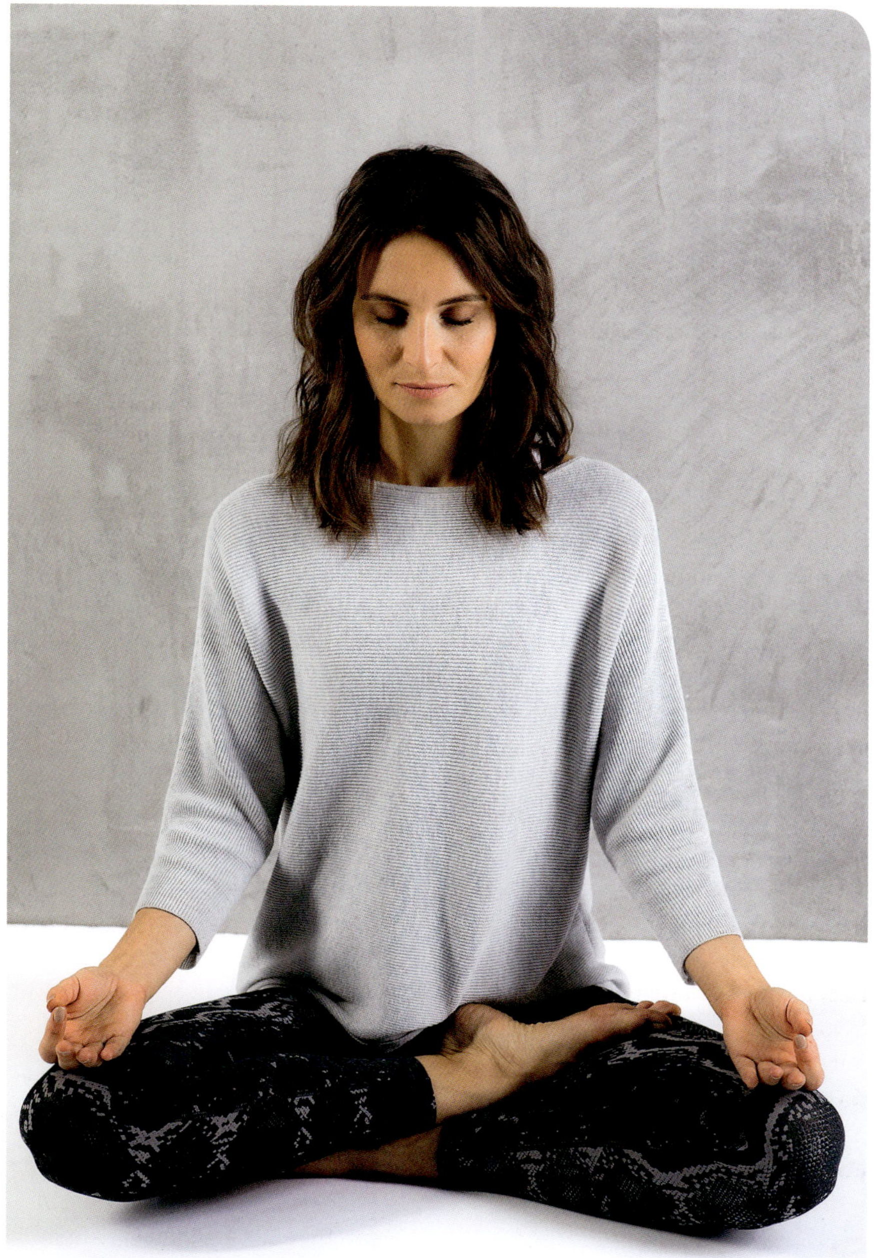

» Die Meditation: Tiefe Ruhe und friedvolle Einkehr

vertrauen, spüren in uns eine Klarheit und Lebendigkeit.

Im siebten Lebensjahrsiebt sind die Weichen im Leben gestellt. Wir haben unsere Persönlichkeit klar entwickelt und haben ein weites Stück auf unseren Lebensweg hinter uns gelassen. Es kommt die Zeit der Wechseljahre. Das ist neben der Phase, in der wir Kinder bekommen oder nicht bekommen, bestimmt die einschneidendste Zeit im Leben einer Frau. Diese Zeit steht im Zeichen des Kronen-Chakras. Haben wir die Stufen des Klimakteriums genommen, fühlen wir uns sicher verbunden und gut eingebettet in das große Ganze. Wir ruhen in tiefem innerer Frieden und können uns dem weiteren Fluss des Lebens vertrauensvoll hingeben.

Das Erd- und Wurzel-Chakra

Das erste Energiezentrum, das Muladhara-chakra, liegt im Bereich des Beckenbodens. Es wird mit der Erde assoziiert und mit vier roten Lotusblütenblättern dargestellt. »Mula« bedeutet »Wurzel«; »Adhara« steht für »Stütze«.

Da die Chakren unseren Organen und Drüsen zugeordnet sind, kann ein Ungleichgewicht negativen Einfluss auf unser körperliches und geistiges Wohlbefinden haben, umgekehrt gilt dies entsprechend.

Das Wurzel-Chakra steht für Vertrauen und Urvertrauen, wir sind gut verwurzelt und sicher beheimatet. Wir stehen mit Festigkeit und Stabilität im Leben, gehen mit Stärke und Beharrlichkeit voran. Das Wurzel-Chakra ist die Basis, aus der heraus wir wachsen, werden und uns entwickeln können. Mit einem gut entwickelten ersten Chakra fühlen wir uns tief verbunden mit Mutter Erde, spüren uns getragen und gehalten, wir sind bereit, die Gesetzmäßigkeiten des Lebens anzunehmen und entsprechend zu handeln. Es besteht die Gewissheit, dass für unsere Grundbedürfnisse gesorgt ist, und aus dieser Sicherheit heraus erwächst eine tiefe Gelassenheit, mit der wir unseren Alltag mit all seinen Hürden meistern können.

Aufgrund der Lage des ersten Chakras sprechen wir mit Beckenbodenübungen unser Wurzel-Chakra an. Zusammenfassend kann man sagen, dass wir für unsere Stabilität und Erdung eine gute Beckenbodenkraft brauchen.

Meditation

Über folgende Meditation können Sie Ihre Basiskraft stärken und Ihr Wurzel-Chakra stimulieren:

- Kommen Sie in eine bequeme Sitzposition, in der Sie einige Zeit aufrecht und bewegungslos verweilen können. Der Sitz sollte Sie nicht anstrengen, sodass Sie Ihre ganze Aufmerksamkeit der Meditation schenken können; ein Meditationskissen, oder eine -bank kann Ihnen dabei helfen.
- Werden Sie sich zuerst Ihrer Beckenbasis bewusst. Kippen Sie Ihr Becken nach vorne und nach hinten, wippen Sie nach rechts und nach links und werden Sie in der Mitte still. Stellen Sie sich Ihr Becken als eine mit Erde gefüllte Schale vor, diese ist schwer und ruht sicher und bewegungslos auf der Unterlage. Von dieser sicheren Basis aus können Sie sich nach oben aufrichten. Stellen Sie sich vor, dass Sie aus Ihrem Becken herauswachsen und lang werden. Spüren Sie die Kraft im ganzen Rücken, werden Sie sich dieser Aufrichtekraft bewusst.
- Heben Sie nun die Schultern nach vorne oben an und lassen Sie sie dann mit einer Ausatmung nach hinten unten sinken. Spüren Sie Weite und Öffnung im Brustraum. Führen Sie nun Ihr Kinn in Richtung Brustbein, vom Brustbein in Richtung rechte Schulter und dann wieder über das Brustbein in Richtung linke Schulter. Wiederholen Sie diesen Bewegungsfluss einige Male. Werden Sie sich Ihres Schulter- und Nacken-Bereichs bewusst, lassen Sie dort alles los.
- Entspannen Sie dann Ihr Gesicht: Die Stirn ist glatt, die Augenbrauen sind gelöst, die Augenlider

ruhen sanft und ohne Gewicht auf den Augen, die Wangen sind glatt, die Nasenflügel leicht und der Mundraum ist locker. Achten Sie darauf, dass sich die Zähne nicht berühren und die Zunge locker im Mundraum liegt.

- Nehmen Sie für einige Atemzüge Ihren Körper als Ganzes bewusst wahr.
- Werden Sie sodann in der Wahrnehmung sensibler und lenken Sie Ihre Aufmerksamkeit hin zur Atmung. Ohne zu lenken und ohne zu fokussieren, nehmen Sie Ihren Atemfluss wahr. Spüren Sie, wie die Atemluft über Ihre Nase in Ihren Körper hineinfließt und verbrauchte Atemluft Ihren Körper wieder verlässt.
- Nach einiger Zeit können Sie noch tiefer eintauchen und die Wahrnehmung noch verfeinern, kommen Sie in Kontakt mit Ihrer Energie. Stellen Sie sich das erste Energiezentrum, das Muladharachakra vor, machen Sie sich ein Bild:
  Visualisieren Sie in Ihrem Becken einen roten Wirbel, der in Bewegung ist, der schwingt und der nach unten, zur Erde hin, offen ist. Versuchen Sie, sich mit Ihrem geistigen Auge mit dieser roten Kraft zu verbinden. Stellen Sie sich vor, dass Sie sich über diesen Wirbel mit der Erde vereinen, dass Sie über diesen Wirbel Wurzeln schlagen.

Mit folgenden Affirmationen können Sie die Meditation unterstützen:

» Alles, was ich zum Leben brauche, ist stets vorhanden.«
»Ich bin fest verbunden mit der Erde.«
»Ich habe Vertrauen in mich und in mein Umfeld. «

Über eine naturnahe Lebensweise können Sie Ihre Erdkraft stärken:

- Gönnen Sie sich Spaziergänge in der Natur, insbesondere im Wald. Gehen Sie langsam und bewusst. Spüren Sie den Untergrund, auf dem Sie laufen. Nehmen Sie die Umgebungsgeräusche wachsam wahr, halten Sie immer wieder inne zum Verweilen. Aktivieren Sie Ihren Spürsinn, nehmen Sie Moos vom Waldboden in die Hände, oder streichen Sie über die Rinde eines Baums, finden Sie Harz. Riechen Sie an den Nadeln einer Tanne.
- Jede Art von Gartenarbeit kann Sie zudem erden und stabilisieren. Graben Sie mit Ihren Händen in der Erde, ziehen Sie keine Handschuhe an, kommen Sie mit der Erde direkt in Kontakt.
- Laufen Sie barfuß: Waten Sie in einem Bach, gehen Sie über eine Wiese. Immer mit der Vorstellung, dass Sie sich mit der Erde vereinen.

Die weiteren Haupt-Chakren

Zweites Chakra: Unterbauch-Chakra
Lage: Unterbauch, Genitalien.
Steht für Entfaltung der Persönlichkeit, Kreativität und Entwicklung der Fähigkeiten.

Drittes Chakra: Nabel-Chakra
Lage: Solarplexus.
Steht für Aufrichtekraft, Willenskraft, Tatkraft und Spannkraft.

Viertes Chakra: Herz-Chakra
Lage: auf Höhe des Herzens.
Steht für Herzensgüte, Herzensweisheit, Herzensgröße, Nachsicht, Mitgefühl und Empathie.

Fünftes Chakra: Kehl-Chakra
Lage: am Kehlkopf.
Steht für Kommunikation, Sprache und Ausdruck und hilft, in Verbindung zu treten.

Sechstes Chakra: Stirn-Chakra
Lage: in der Mitte der Stirn, zwischen den Augenbrauen.
Steht für Konzentration, Intuition und hilft, die Übersicht zu behalten.

Siebtes Chakra: Kronen-Chakra
Lage: am Scheitel oder etwas darüber.
Steht für allumfassendes Wissen und tiefe Spiritualität.

Durch feinstoffliche Energiebahnen, die sogenannten Nadis, sind die Chakren miteinander verbunden.

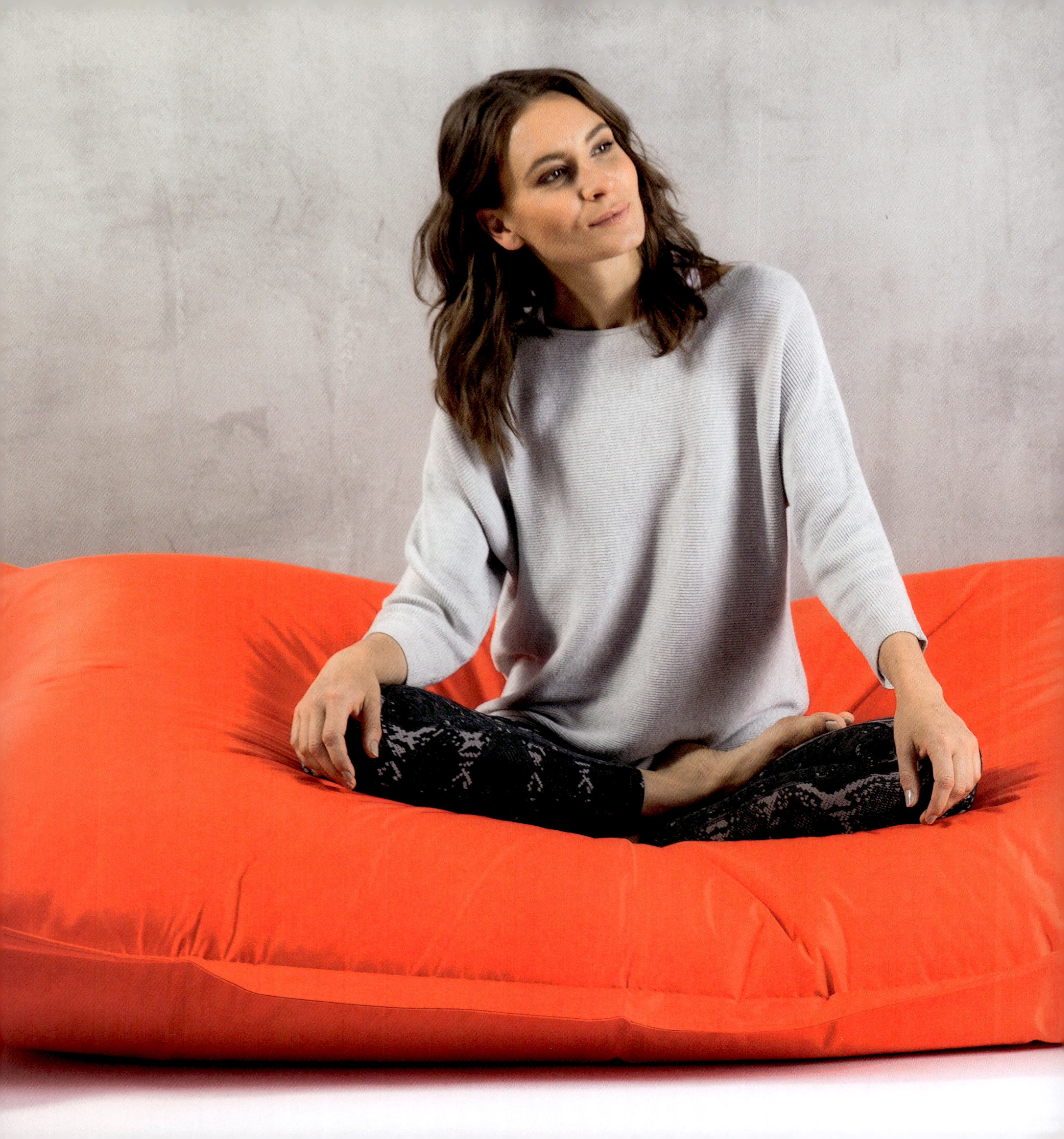

Übungsleitfaden für den Beckenboden

Gezielte Übungen schenken Verständnis und ein Bewusstsein für Ihren Körper und dessen Bedürfnisse. Die regelmäßige Praxis macht Sie ausgeglichener, versorgt Sie mit Energie und bringt alles in Balance.

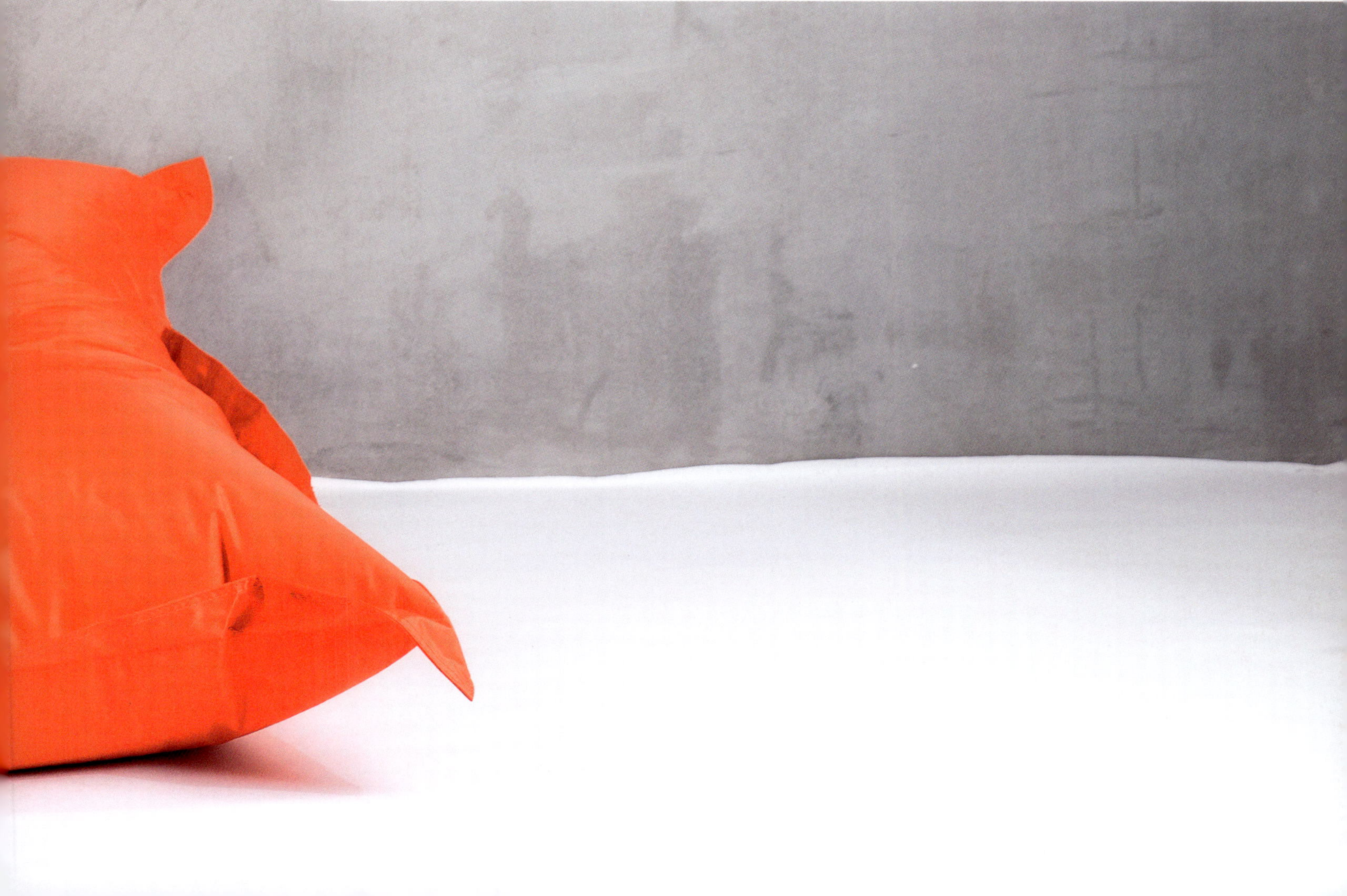

Ihre Asanas

Die folgenden Hinweise unterstützen Sie dabei, in eine fokussierte Yogapraxis zu kommen. Denken Sie immer daran, dass Yoga ein Begleiter ist, der sich nach Ihnen richtet und sich Ihrer Tagesform anpasst.

Zeit für Venus-Yoga®

Schauen Sie sich Ihren Tagesablauf an und überlegen Sie, wo Sie einen Zeitabschnitt von ungefähr einer halben Stunde haben, in der Sie ungestört sind. Die richtige Übungszeit ist abhängig von Ihrem Tagesablauf, Ihrem Alltagsgeschehen und sicherlich auch davon, ab Sie zu den Lerchen oder den Eulen gehören.

Grundsätzlich ist der späte Morgen eine gute Übungszeit. Nach dem Aufstehen war der Körper schon etwas in Bewegung, ist nicht mehr hölzern und steif vom Liegen in der Nacht, mental sind Sie wach und präsent. Sollten Sie eher zu den Menschen gehören, die Ihr volles Potential erst im Verlauf des Tages entwickeln, liegt Ihnen das Üben am Abend vielleicht eher. Im Allgemeinen gilt: Man nehme, so man hat – nämlich Zeit. So ist es dann für Lerchen in Ordnung, wenn sie am Abend üben, sollte am Morgen kein Zeitfenster vorhanden sein.

Treffen Sie dann die Entscheidung, jetzt mit dem Üben zu beginnen, und starten Sie entschlossen, auch wenn Sie einmal keine Lust dazu haben. Seien Sie sich bewusst, dass Sie sich nach der Aktivität besser fühlen werden als zuvor.

Anfangs ist es sicherlich hilfreich, wenn Sie zu Hause in einem separaten Raum üben können. Später, wenn Sie mit den Übungen etwas vertrauter sind, können Sie vielleicht auch am Arbeitsplatz einen Raum finden, in dem Sie üben können.

Wichtig ist, dass Sie diese Yogazeit fest in Ihren Tag einplanen. Trotz aller Vorhaben wird es immer wieder einmal vorkommen, dass diese Übungszeit nicht verfügbar ist. Einen kleinen Ausgleich schaffen hier das Morgen- und das Abendritual, für die Sie nur wenige Minuten freihalten müssen, um kurz bewusst für sich selbst zu sein.

Das Venus-Morgenritual

Schenken Sie Ihr erstes Lächeln am Tag sich selbst. Nehmen Sie Ihre Umgebung, Ihr Zuhause bewusst und dankbar wahr. Denken Sie liebevoll an Ihre Familie und an die Menschen, die Ihnen nahestehen. Sollte jemand in Ihrer Umgebung eine schwere Zeit haben und besondere Zuwendung brauchen, schicken Sie dieser Person gute Gedanken.

Dann schauen Sie sich den Tag an, der vor Ihnen liegt. Was muss unbedingt erledigt werden, welche andere Arbeiten stehen an? Gibt es Termine, die Ihnen gesetzt wurden, auf die Sie keinen Einfluss haben? Stehen wichtige Gespräche an? Womit verbringen Sie Ihre freie Zeit?

Atmen Sie einige tiefe Atemzüge durch die Nase ein und aus, abschließend atmen Sie einen tiefen Atemzug durch den Mund ein. Achten Sie darauf, dass der Atem tief in Ihrem Bauchraum, in den Rippenbögen und oben in den Lungenspitzen ankommt. Atmen Sie mit dem Bewusstsein, dass Sie die Kraft und Energie des jungen, unverbrauchten Tages einatmen und dass diese Atemzüge Ihnen all das geben, was Sie für den Tag, der vor Ihnen liegt, brauchen.

Schließen die Übung mit folgender Venus-Affirmation ab:

» *Ich begegne diesem neuen Tag mit Wertschätzung. Freude und Leichtigkeit begleiten meine Gedanken, meine Worte und mein Tun.* «

Besonders schön ist es, wenn Sie dieses Morgenritual draußen im Garten, auf dem Balkon oder vor dem offenen Fenster praktizieren können.

Das Venus-Abendritual

Schließen Sie Ihre Tage mit diesem Ritual am Abend ab. Machen Sie sich bewusst, dass der gelebte Tag vorbei und verbraucht ist, damit Sie am nächsten Morgen dem neuen Tag die Möglichkeit eines Neubeginns geben können.

Befreien Sie sich vom gelebten Tag, halten Sie Rückschau. Beginnen Sie im Hier und Jetzt und gehen Sie Ihren Tag in Etappen zurück, bis zum Morgen. Völlig wertfrei schauen Sie auf das Gelebte. Als Nächstes spüren Sie den Tag als Ganzes mit Ihrem Herzen nach: Wie fühlt sich der Tag an? Lassen Sie den Tag als Einheit auf sich wirken.

Dann schaffen Sie sich vor Ihrem inneren Auge folgendes Bild: Ihr Tag ist von einem Ballon umhüllt; geben Sie dem Ballon eine Farbe, die für diesen Tag stimmig ist und passt. Atmen Sie nun über die Nase ein und durch den Mund, mit leicht geöffneten Lippen, wieder aus. Mit der Ausatmung schicken Sie den Ballon auf die Reise, atmen Sie ihn weg, mit jedem Atemzug etwas weiter. Der Ballon wird kleiner, die Farbe wird lichter, irgendwann ist er dann nicht mehr zu sehen.

Beenden Sie die Übung mit folgender Venus-Affirmation:

» *Erfüllt schließe ich den Tag voller Dankbarkeit ab. Ruhe, Frieden und Stille breiten sich in mir aus.* «

So gestalten Sie Ihr Übungsprogramm

Beginnen Sie Ihre Praxis mit dem festen Vorsatz, jetzt Yoga zu üben.

Wählen Sie zu Beginn aus den **Asanas** einige Vorübungen aus, um den Körper zu erwärmen, ihn zu öffnen, um ihn auf die Hauptübungen vorzubereiten. Sinnvoll ist es, wenn Sie eine Übung für die Öffnung des Brustraums und mindestens eine für die Weite des Beckenraums aussuchen. Die »Katze/Pferd«-Übung (Seite 43) mobilisiert die Wirbelsäule und sollte immer Teil der Aufwärmübungen sein.

Bei den Hauptübungen wählen Sie zuerst die aus, von denen Sie sich angesprochen fühlen und von denen Sie glauben, dass sie Ihnen ohne große Mühe gelingen, dies erleichtert den Einstieg in die Praxis.

Haben Sie dann den Mut zu experimentieren, wagen Sie sich an die Asanas, die Ihnen etwas schwerer fallen – es ist noch keine Meisterin vom Himmel gefallen. Überfordern Sie sich aber nicht, legen Sie bei Bedarf mit der »Stille der Venus« (Seite 50) eine kleine Pause ein.

Die **Beckenbodenübungen** (Seite 82) können in Ihren Übungsplan eingebaut oder auch separat geübt werden. Um eine optimale Wirkung zu erzielen, entspannen Sie vor diesen Übungen Ihr Gesicht, da die Kiefergelenke und der Beckenboden reflektorisch miteinander verbunden sind. Unter »Das Gesicht entspannen/Gesichtsmuskulatur lösen« (Seite 82) finden Sie entsprechende Lockerungsübungen.

Die **Atemübungen** (Seite 90) können gut am Anfang des Programms oder gegen Ende, vor der Schlussentspannung, praktiziert werden. Die Übungen müssen aber nicht zwingend Inhalt Ihres Programms sein und können völlig losgelöst von Ihrem Übungsplan Entspannung und Erdung in den Alltag bringen.

Eine **Entspannungsübung** (Seite 96) am Ende der Praxis ist allerdings unerlässlich, selbst wenn Sie wenig Zeit haben. Dann ist die »Entspannung für Eilige« (Seite 97) genau das Richtige.

Vorbereitungen für die Übung

Zwischen Ihrer letzten größeren Mahlzeit und der Yogapraxis sollten mindestens zwei bis drei Stunden liegen, so ist Ihr Körper während des Übens nicht mit dem Verdauen beschäftigt. Zudem behindert ein voller Bauch viele Asanas, bei denen Sie sich nach vorne beugen oder in eine Drehung gehen. Wenn Sie mit dem Üben beginnen, sollten Sie sich wohl und ausgeglichen fühlen. Gerade nach einem langen Arbeitstag ist es wichtig, frisch und fokussiert in die Praxis zu gehen. Waschen Sie sich die Hände und Füße mit einer Naturseife, erfrischen Sie Gesicht und Nacken mit kühlem Wasser. Ziehen Sie sich bequeme Wohlfühlkleidung an, die Sie nicht einengt, und legen Sie sich warme Socken und eine Decke zum Zudecken für die Schlussentspannung bereit. Um einen guten Kontakt zur Erde und bei den Übungen im Stand eine ordentliche Bodenhaftung zu haben, wird Yoga barfuß geübt. Sollte das in den Wintermonaten zu kalt sein, dann können leichte Socken oder auch spezielle Yogastrümpfe angezogen werden.

Yoga wird auf Yogamatten geübt. Diese werden im Handel aus verschiedenen Materialien und in unterschiedlicher Dicke angeboten. Die dünnen Basismatten sind rutschfest und eignen sich daher hervorragend für alle Übungen im Stand und für die Asanas, bei denen sicherer Halt nötig ist. Weiche Matten, hier sind besonders Matten aus Lammfell beliebt, sind bei allen Übungen im Vierfüßlerstand sinnvoll, um die Knie zu schonen. Für die Übungen im Liegen und bei der Schlussentspannung bieten sie eine schöne warme Unterlage.

Ich empfehle daher als Unterlage eine Fellmatte und darüber die rutschfeste Basismatte: So kühlt der Körper von unten nicht aus, die Kniegelenke sind geschützt und trotzdem ist der sichere Halt gewährleistet.

Ebenfalls benötigen Sie eine dünnere Decke aus Wolle oder Baumwolle zum Zudecken in der Schlussentspannung und gegebenenfalls als Unterlage bei einigen Übungen, beispielsweise als Sitzerhöhung beim Drehsitz.

Sitzkissen gibt es in den unterschiedlichsten Formen, Höhen und Farben, sie erleichtern das Sitzen bei den Atemübungen und der Meditation. Ein langes, rundes Lagerungskissen kann bei der Schlussentspannung unter die Knie gelegt werden, ein flaches Kissen unter den Kopf. Hilfsmittel wie Gurte und Klötze können im Laufe der Übungspraxis angeschafft werden.

Zum Yogaüben brauchen Sie kein extra Zimmer, es genügt eine kleine, schöne Ecke in einem Raum, in dem Sie für die Zeit des Übens ungestört sein können. Stellen Sie sich eine Blume und eine Kerze neben Ihre Matte, vielleicht verdampft noch ein ätherisches Öl in einer Duftlampe und schon haben Sie Ihr ganz persönliches Yogaparadies. Achten Sie aber darauf, dass Ihr Übungsraum gut gelüftet und nicht überhitzt ist.

Yoga führt zur Erkenntnis

Yoga ist kein Sport! Aber worin liegt der Unterschied? Viele der Asanas sind Yogaanfängern aus dem Fitnessstudio oder aus der Rückenschule bekannt, allerdings gibt es in der Ausführung einige Unterschiede.

Im Yoga steht nicht die perfekte Ausführung der Übung im Vordergrund, sondern die individuellen körperlichen Möglichkeiten des Yogaschülers. Wir üben Yoga ohne Leistungsgedanken, was eine zielorientierte Praxis jedoch nicht ausschließt.

In der Regel sind wir in unserem Alltagsbewusstsein gefangen, eine latente Grundspannung nehmen wir als normalen Zustand wahr. Wir streben nach materiellem Besitz und hoher gesellschaftlicher Stellung, unser Wertesystem richtet sich nach diesen Äußerlichkeiten. Je mehr wir besitzen, umso mehr müssen wir uns kümmern und haben Sorge, es wieder zu verlieren. Wir verwenden viel Energie und Lebenszeit darauf, das Erworbene zu erhalten und zu vermehren. Yoga kann uns frei machen; wir können lernen, zu reflektieren und immer wieder die Motivation unseres Tuns zu hinterfragen. Das kann zu eigenverantwortlichen Handeln und Wachsamkeit im Alltag im Umgang mit uns selbst, mit den Mitmenschen und der Natur anregen.

Wir können lernen, dass Glück nicht durch Befriedigung unserer Wünsche kommt, sondern durch ein gut geführtes Leben.

» *Gehen Sie mit Entschlossenheit, Disziplin, Leichtigkeit und ohne Vorbehalte in die Yogapraxis!* «

Das sollten Sie beim Üben beachten:

Grundsätzlich können fast alle Frauen Venus-Yoga® üben, jedoch nicht alle Übungen uneingeschränkt.
Üben Sie nach Ihren Möglichkeiten und respektieren Sie Ihre körperlichen Grenzen. Gehen Sie mit Regelmäßigkeit und ohne Vorbehalte an die Praxis. Hören Sie auf die Signale Ihres Körpers, setzen Sie sich nicht selbst unter Druck. Sollten Sie sich an einem Tag unwohl fühlen, üben Sie sanfter und vielleicht auch kürzer, oder begnügen sich mit einer entspannenden Atemübung und Meditation.
Bei allen akuten Erkrankungen, Entzündungen oder Infektionen üben Sie nicht, schenken Sie Ihrem Körper in dieser Zeit Ruhe. Bei Rückenschmerzen oder sonstigen Erkrankungen am Bewegungsapparat holen Sie sich im Zweifel ärztlichen Rat ein. Bei Entzündungen oder Operationen im Bauchraum sollten keine Asanas praktiziert werden, bei denen der Oberkörper gedreht wird. Bei Bluthochdruck, Herz- und Kreislauferkrankungen/-Beschwerden oder erhöhtem Augeninnendruck sollten Umkehrhaltungen nur nach vorheriger ärztlicher Absprache geübt werden. Hier kann es hilfreich sein, die Übungen nur kurz zu halten, oder gegebenenfalls eine sanfte Variation der Asana üben, lassen Sie sich gern von einer erfahrenen Yogalehrerin begleiten.

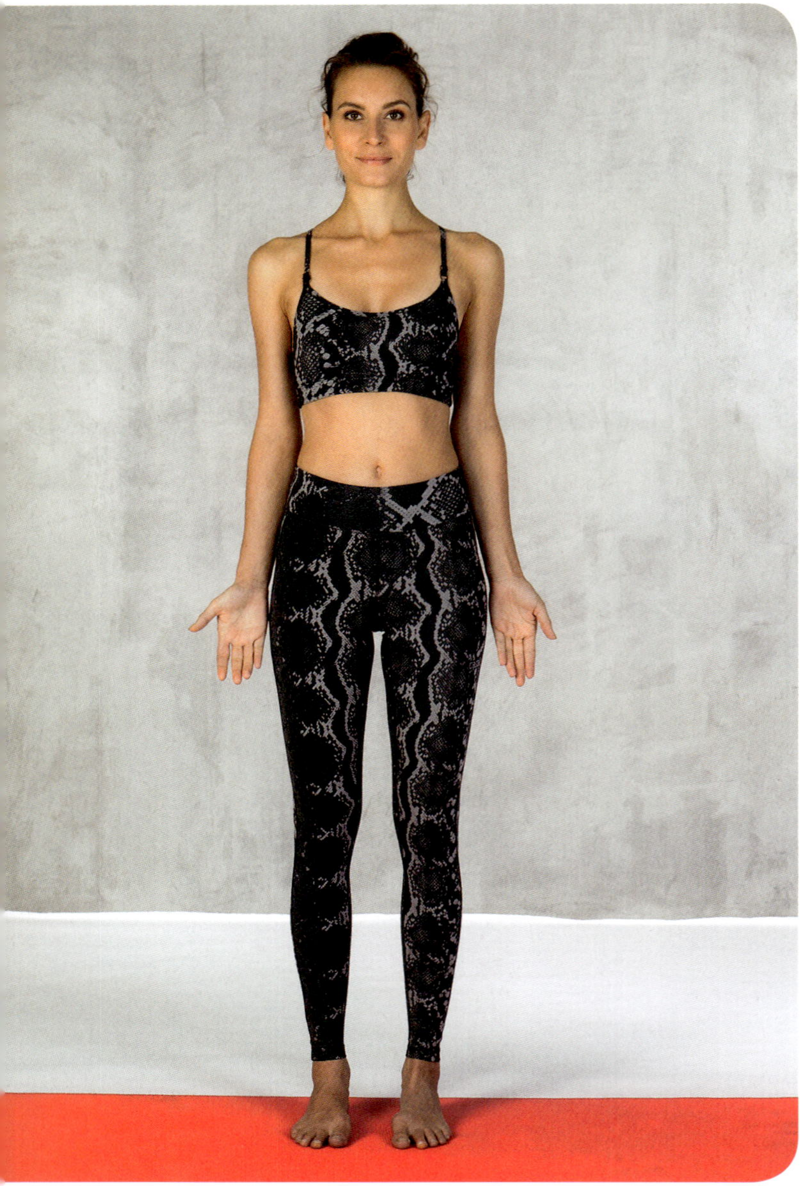

Stabile Venus

- Diese Übung ist die Basis für eine Vielzahl anderer Yogaübungen. Durch den stabilen Stand der Füße und eine Aufrichtung des Körpers erfahren Sie ein Gefühl der Erdung.

- Kommen Sie in einen hüftbreiten Stand. Ihre Füße sind parallel zueinander ausgerichtet, Ihre Zehen zeigen gerade nach vorne. Erden Sie sich über die Großzehballen und die Außenkanten der Ferse und verteilen Sie Ihr Gewicht auf beide Füße gleich.

- Die Zehen ruhen gestreckt und leicht gespreizt auf der Unterlage. Spüren Sie Ihre Beine lang, nicht überdehnt.

- Ihr Becken ist gerade nach vorne ausgerichtet. Sie spüren den unteren Rücken ist lang, nicht gestaucht und in seiner natürlichen Krümmung.

- Richten Sie sich aus dem Becken heraus auf, nehmen Sie die Länge im Rücken, am Bauch und in den Flanken wahr.

- Heben Sie die Schultern nach vorne oben und führen Sie sie dann nach hinten unten, Ihr Brustraum wird dadurch weit. Ihre Arme sind lang am Körper, die Hände nach vorne offen. Drehen Sie die Daumen leicht nach außen, um die Weite im Brustraum zu intensivieren.

- Spüren Sie, wie der Kopf leicht auf der Wirbelsäule sitzt, Ohren und Schultern sind in einer Linie ausgerichtet. Ihr Blick geht in die Weite, verbinden Sie sich mit Ihrer Umgebung und halten Sie die Übung für mehrere Atemzüge.

Verneigung vor dem Herzen

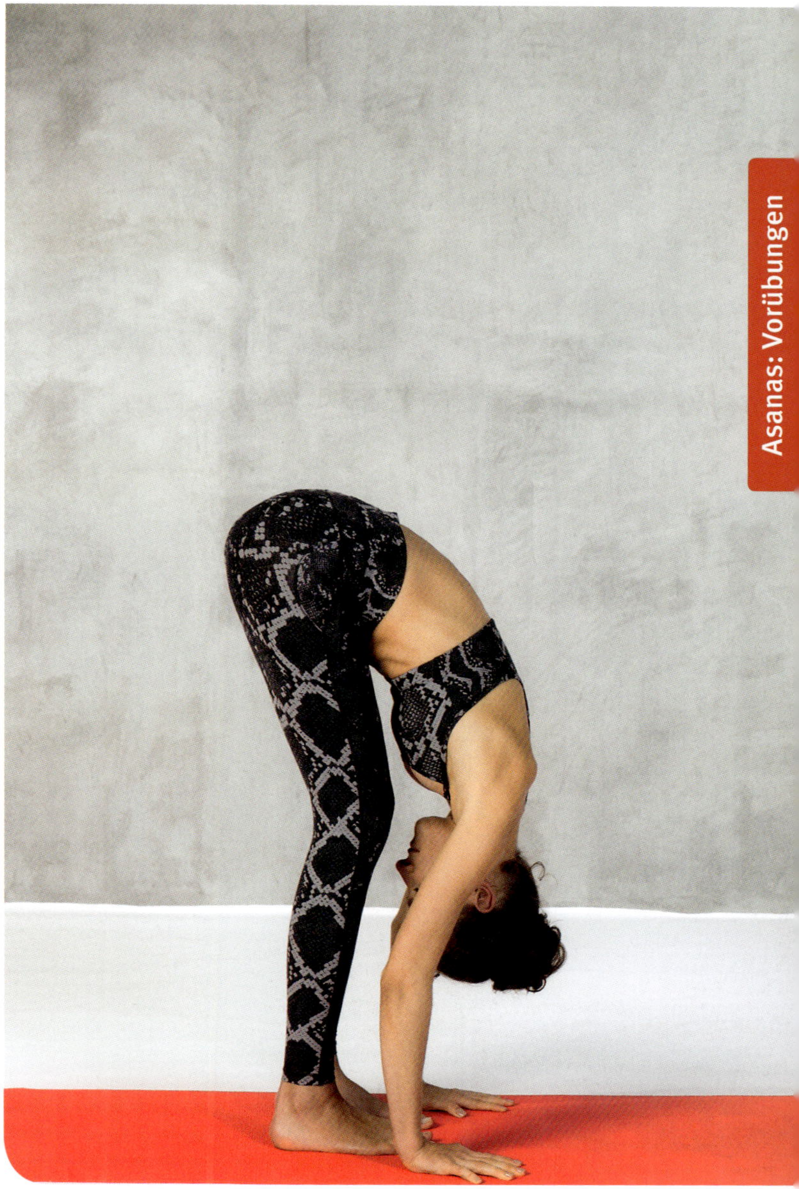

- Kommen Sie auf der Matte im hüftbreiten Stand an und richten Sie sich von den Sohlen bis zum Scheitel lang und stabil auf.

- Die Arme sind gestreckt, die Handballen schieben nach unten zur Matte. Heben Sie Ihr Brustbein nach oben an, so halten Sie eine anmutige Länge in der Körpervorderseite.

- Mit der Einatmung schieben Sie die Handballen zu den Seiten in die Waagrechte und nehmen die intensive Dehnung in den Armunterseiten wahr. Kippen Sie nun ihr Becken nach vorne und führen Sie dadurch den Oberkörper in die Waagrechte, die Arme bleiben kraftvoll zu den Seiten ausgestreckt. Führen Sie ihr Kinn leicht in Richtung Brust, sodass der Nacken lang und weich bleibt, der Blick ist nach unten gerichtet.

- Verlagern Sie ihr Körpergewicht mutig auf die Fußballen, damit die Beine gerade in der Streckung sind. Verweilen Sie einige Atemzüge in der Übung, atmen Sie in die Dehnung der Gesäßmuskeln und in die Dehnung der Oberschenkelrückseiten hinein.

- Führen Sie sodann die Arme über die Handballen nach unten, kommen Sie mit den Knien ein klein wenig in die Beuge, kippen Sie das Becken maximal nach vorne und lassen Sie den Oberkörper sodann völlig entspannt nach vorne hängen.

- Hände, Arme, Schultern, Kopf, Gesichtshaut – alles wird schwer. Geben Sie sich in die Dehnung hinein, lassen Sie die Schwerkraft zu und genießen Sie nach der kraftvollen Spannung die wohltuende Entspannung und die Umkehrposition.

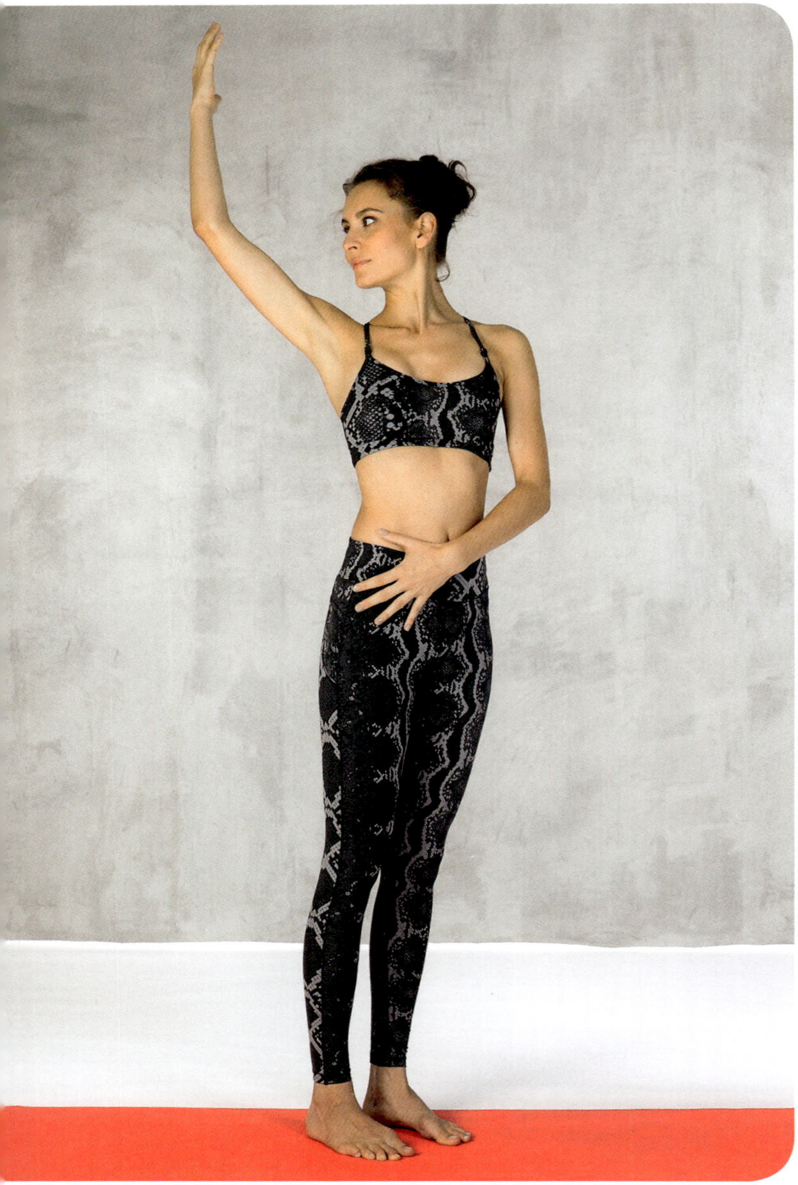

Gestreckte Arme kreisen

- Bei dieser Übung stehen Sie in einem entspannten hüftbreiten Stand. Ihre Zehen zeigen nach vorne, die Füße sind parallel zueinander ausgerichtet. Achten Sie darauf, dass Sie mit geradem Rücken und leicht nach unten gesenkten und lockeren Schultern fest im Boden verankert sind.

- Legen Sie nun die linke Hand auf die rechte Beckenseite, strecken Sie den rechten Arm und lassen Sie ihn kreisen: weit nach vorne, oben, dann nach hinten unten. Wiederholen Sie diese kreisende Bewegung mit dem Arm mehrere Male.

- Lenken Sie Ihren Blick ruhig mit in die Bewegung, lassen Sie Ihren Nacken dabei aber stets entspannt. Sollte sich ein Gefühl der Verspannung einstellen, richten Sie Ihren Blick geradeaus, nach vorne oder leicht nach unten, indem Sie sich beispielsweise einen Punkt auf dem Boden vor Ihnen suchen, den Sie entspannt fokussieren können.

- Nach einigen kreisenden Bewegungen mit dem einen Arm führen Sie die Übung zur anderen Seite aus: Legen Sie dafür die rechte Hand an das linke Becken und kreisen Sie den linken Arm.

- Achten Sie während der Übung darauf, dass Füße, Beine und Becken nach vorn ausgerichtet bleiben.

- Spüren Sie die Weite in der Brust.

Propeller

- Wie auch bei den vorangegangenen Übungen starten Sie in folgender Position: Sie stehen in einem entspannten hüftbreiten Stand. Ihre Zehen zeigen nach vorn, die Füße sind parallel zueinander ausgerichtet. Achten Sie darauf, dass Sie mit geradem Rücken und leicht nach unten gesenkten und lockeren Schultern fest im Boden verankert sind.

- Ihre Arme sind lang am Körper nach unten gestreckt und Ihre Hände sind nach vorne ausgerichtet.

- Heben Sie nun die Arme in die Waagrechte und führen Sie die Hände zu den Schultern.

- Legen Sie die Hände auf den Schultern ab, und führen Sie die Ellbogen nach rechts und links außen.

- Dann führen Sie gleichzeitig den linken Arm über den Ellbogen nach hinten unten und dann nach vorne oben und entgegengesetzt den rechten Arm zuerst nach vorne oben und dann nach hinten unten – dadurch entsteht eine kreisende Bewegung in Form einer liegenden Acht.

- Führen Sie die Bewegung recht zügig aus und spüren Sie die Wärme, die sich im Schulterbereich ausbreitet.

- Verweilen Sie für einige Atemzüge in der Stille und spüren Sie nach.

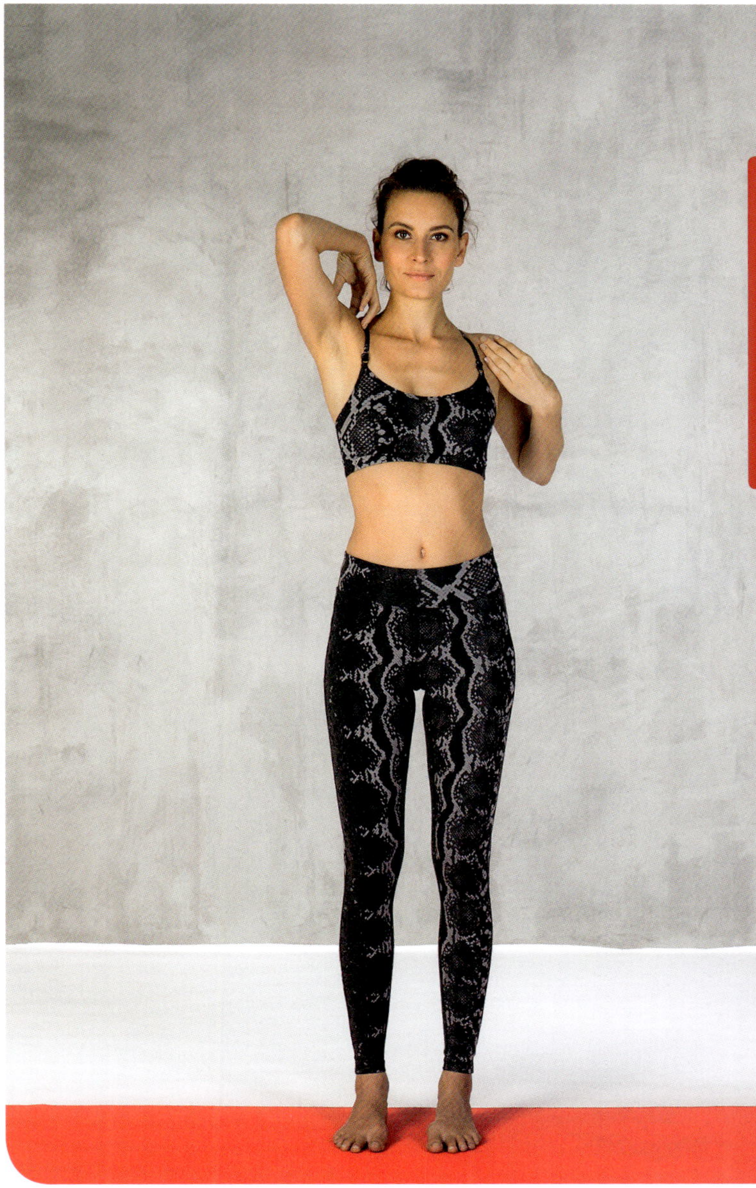

Tipp: Werden Sie mit den Bewegungen allmählich schneller, lassen Sie Ihr Gesicht entspannt. Halten Sie nach einer Weile inne, lösen Sie die Hände, Ihre Arme sind gestreckt am Körper. Ziehen Sie Ihre Schultern hoch zu den Ohren und halten Sie für einige Atemzüge diese Spannung. Atmen Sie dann kräftig über den Mund aus, lassen Sie dabei Ihre Schultern schnell nach unten fallen.

Weites Venus-Herz

- Diese Übung beginnen Sie im Vierfüßlerstand: Die Handgelenke befinden sich unter den Schultern, die Finger sind weit aufgefächert und die Fingerspitzen zeigen gerade nach vorne. Ihre Knie sind unter dem Becken, die Füße in Verlängerung der Beine, die Fußrücken mit der Matte verbunden. Das Gewicht ist gleichmäßig auf Arme und Knie verteilt.

- Bringen Sie nun das linke Knie zwischen die Hände und kreuzen Sie es vor das rechte, führen Sie das rechte Knie an die linke Kniekehle. Die beiden Knie liegen in einer Linie übereinander.

- Bringen Sie nun die Füße jeweils zu den Seiten, den rechten Fuß nach links, den linken nach rechts.

- Wandern Sie dann mit den Händen in Richtung Knie und senken Sie die Hüfte langsam ab. Ihr Oberkörper richtet sich damit auf. Sollte diese Bewegung zu anstrengend sein, können Sie Ihr unteres Bein auch ausstrecken, oder das Gesäß nicht auf dem Boden, sondern auf einem Kissen oder einer ähnlichen Unterlage absetzen. Alternativ können Sie über die Bewegung auch in den normalen Schneidersitz kommen.

- Richten Sie sich nun im Sitz vollkommen auf.

- Schließen Sie die Augen und nehmen Sie sich in der Beckenbasis stabil und kraftvoll wahr. Lenken Sie einige tiefe Atemzüge in den Beckenraum, mit einer Ausatmung ziehen Sie durch Kontraktion Schambein und Steißbein aufeinander zu.

- Mit der nächsten Einatmung strecken Sie den Rumpf und richten sich aus dem Becken heraus lang nach oben aus. Der rechte Arm ist nach unten gestreckt, die Hand nach vorne hin ausgerichtet. Führen Sie den Arm über vorne nach oben und winkeln Sie den Arm ab, legen Sie die Handfläche zwischen den Schulterblättern ab. Führen Sie sodann den linken Arm nach hinten und greifen Sie mit der linken Hand die rechte. Vielleicht berühren sich nur die Fingerspitzen, bei genügend Flexibilität können sich die Hände fassen. Sollten Sie keine Verbindung schaffen können, üben Sie mit einem Gurt, dieser dient hier als Verlängerung der Arme.

Tipp: Achten Sie darauf, dass Oberkörper und Blick gerade nach vorne ausgerichtet sind. Versuchen Sie, die Achselhöhle des nach oben gerichteten Arms immer weiter zu öffnen, und schieben Sie beide Ellbogen nach hinten, ohne dabei ins Hohlkreuz zu fallen; ein aktiver Beckenboden gibt hier die nötige Stabilität. Entspannen Sie bewusst das Gesicht, lassen Sie die Kiefergelenke locker.

Atmung in der Übung

Bei dieser Übung wird das Herz-Chakra stimuliert und der Herzraum besonders weit geöffnet. Stellen Sie sich einen Trichter in Ihrem Herzraum vor, der nach vorne hin offen ist, und atmen Sie durch diesen Trichter die Energie des Raumes – das Prana – ein und mit der Ausatmung lassen Sie diese Energie in Ihr Becken hineinfließen.

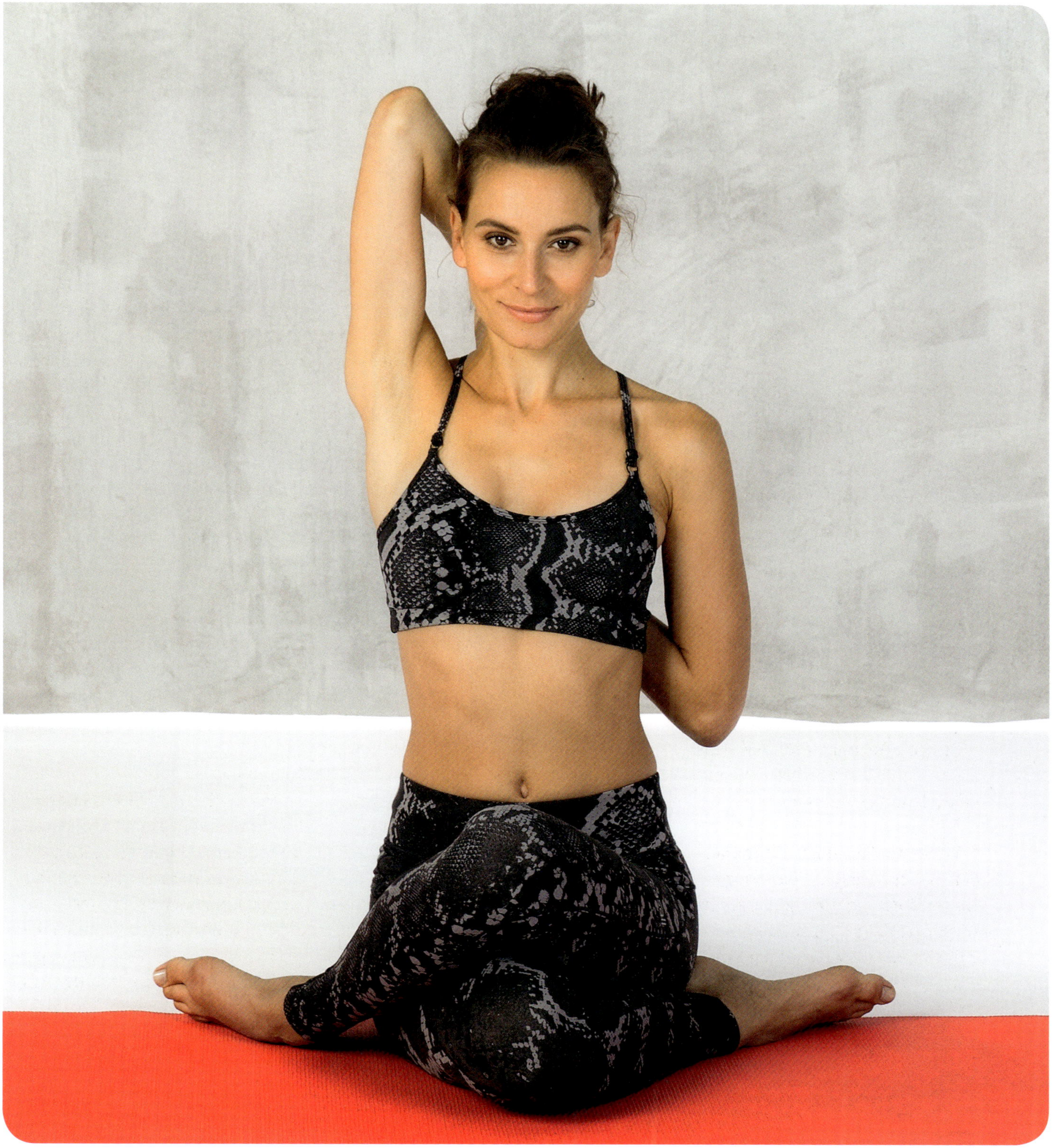

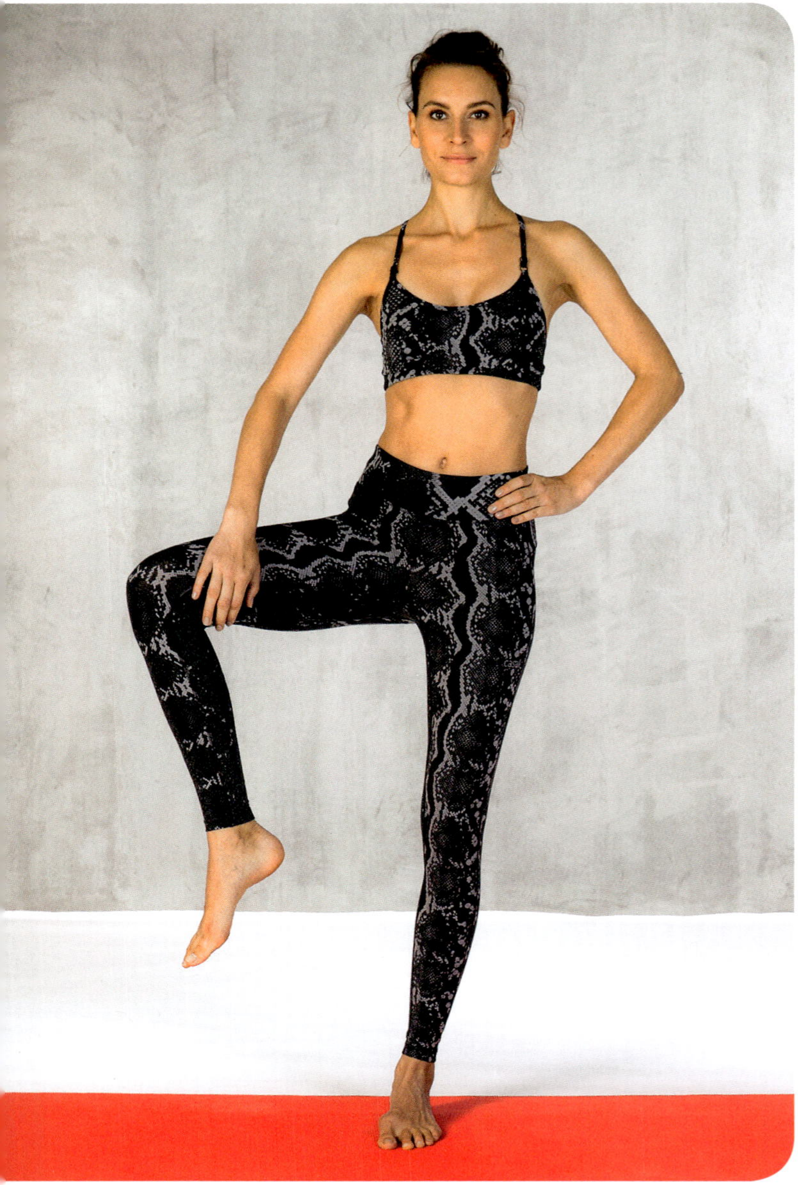

Beine kreisen

- Bei dieser Übung stehen Sie wieder in einem entspannten hüftbreiten Stand. Ihre Zehen zeigen nach vorne, die Füße sind parallel zueinander ausgerichtet. Achten Sie darauf, dass Sie mit geradem Rücken und leicht gesenkten und lockeren Schultern fest im Boden verankert sind. Entspannen Sie das Gesicht, insbesondere die Kiefergelenke.

- Lösen Sie den rechten Fuß von der Matte, winkeln Sie das Bein an und beschreiben Sie mit dem Bein weite Kreise, gerne darf die rechte Hand an der Innenseite des Beins die Bewegung unterstützen.

- Versuchen Sie, die Bewegung geschmeidig auszuführen, um locker in der Balance bleiben zu können. Halten Sie Ihren Blick auf einen Fixpunkt im Raum gerichtet, so ist es einfacher, das Gleichgewicht zu halten. Machen Sie die Bewegung einige Male, wechseln Sie dann die Seite und üben Sie mit dem linken Bein.

- Spüren Sie der Weite im Becken nach.

Alternative: Sie können die Übung an einer Wand ausführen, um sich bei Bedarf festzuhalten, da es hier in erster Linie um die Öffnung des Beckens geht und nicht darum, die Balance zu verbessern. Achten Sie während des Übens auf ein entspanntes Gesicht und einen lockeren Schulter-Nacken-Bereich.

Beckenschaukel

● Auch hier stehen Sie wieder in einem entspannten hüftbreiten Stand. Gehen Sie nun aber leicht in die Knie und beugen Sie diese etwas.

● Legen Sie eine Hand am Unterbauch ab, den Handrücken der anderen Hand legen Sie an den unteren Rücken. Entspannen Sie Ihre Kiefergelenke.

● Beginnen Sie dann, das Becken nach vorne und nach hinten zu kippen. Achten Sie darauf, dass die Bewegungen geschmeidig und fließend sind, insbesondere die Übergänge, und vermeiden Sie ruckartige Bewegungen.

● Spüren Sie der Geschmeidigkeit im Becken und dem gelockerten unteren Rücken nach.

Fragen: Sind Sie in der Lage, Ihr Becken isoliert vom restlichen Körper zu bewegen? Begleiten Ihre Hände die Bewegung, oder führen Ihre Hände das Becken in die Bewegungen? Bis wie weit in die Beine hinab und bis wie weit in den Oberkörper hinein ist diese Beckenbewegung spürbar? Werden die Bewegungen im Laufe der Übungszeit intensiver und schwungvoller? Sind Sie in der Lage, die Atmung mit der Beckenbewegung zu verbinden?

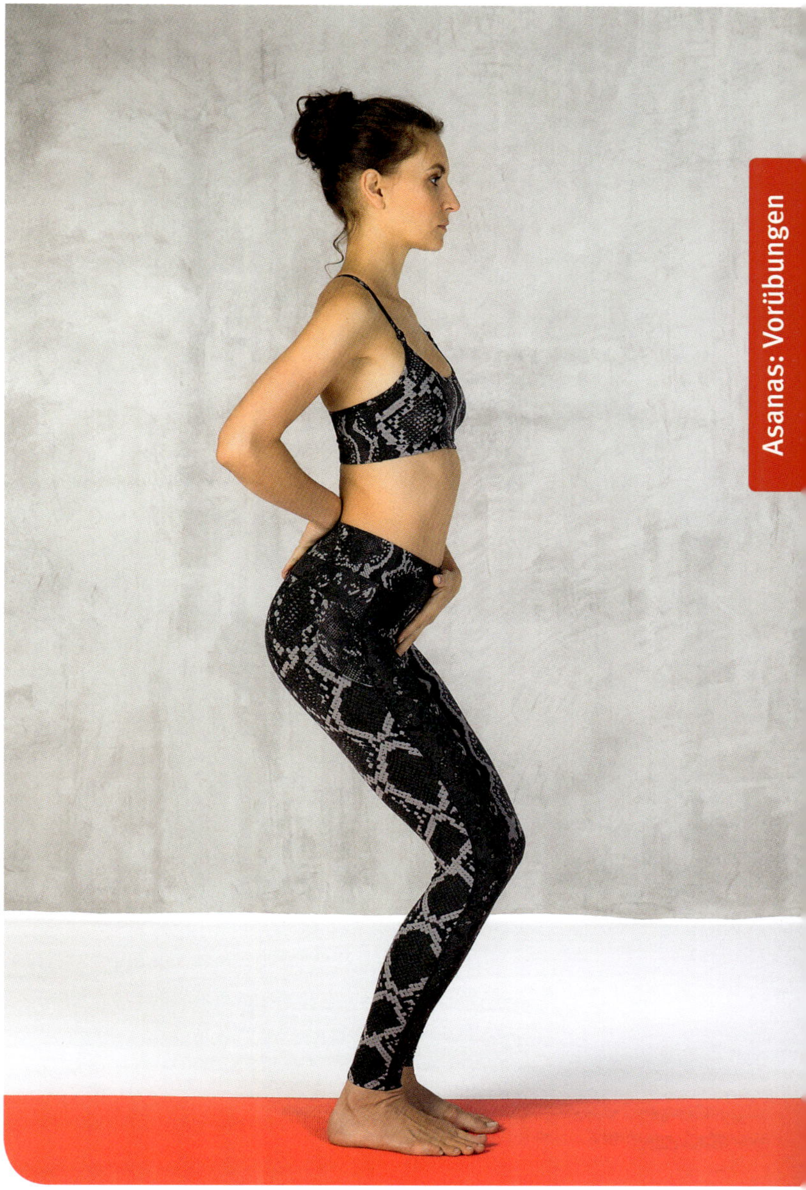

Flankendehnung

- Stellen Sie sich mit leicht gegrätschten Beinen auf die Matte, die Füße sind parallel zueinander ausgerichtet, verwurzeln Sie Großzehenballen und Außenkanten der Fersen, die Längsfußgewölbe sind aktiv. Lassen Sie die Beine gestreckt, nicht überdehnen. Ihr Becken und der Oberkörper zeigen gerade nach vorne, Ihre Wirbelsäule ist aus dem Becken heraus lang nach oben aufgerichtet.

- Strecken Sie beide Arme locker über vorne nach oben und wiegen Sie mit den gestreckten Armen und dem Oberkörper immer wieder nach rechts und nach links. Lassen Sie sich treiben, Ihr Atem fließt frei und leicht, die Übergänge zwischen den Bewegungen sind geschmeidig, Sie fühlen sich wie eine Palme im Wind. (1)

- Nun umfasst die rechte Hand das linke Handgelenk und Sie führen den Oberkörper zur rechten Seite. Sie können diese Übung intensivieren, indem Sie das linke Bein hinter das rechte kreuzen. Genießen Sie die intensive Öffnung der Flanke. Führen Sie diese Streckung dann auch zur anderen Seite aus. (2)

- Achten Sie darauf, dass die linke Schulter nicht nach vorne kippt, ziehen Sie sie aktiv nach hinten. Spüren Sie Ihren linken Arm am linken Ohr.

- Ihr Kopf wird vom Hals getragen und fällt nicht zur rechten Seite ab.

- Spüren Sie bewusst in den unteren Rücken und nehmen Sie wahr, dass Sie nicht mit dem Oberkörper nach hinten fallen und dadurch ins Hohlkreuz kippen.

- Strecken Sie beide Arme entschlossen nach oben aus, falten Sie die Hände und dehnen Sie in kleinen, schnellen Bewegungen die Flanken. Drehen Sie dafür die Hände nach oben auf, halten Sie die Länge in den Armen und im Oberkörper. Lösen Sie dann die Hände und lassen Sie Ihre gestreckten Arme über die Seiten nach unten gleiten. (3)

Tipp: Die Dehnung und Weite in den Flanken wirkt wohltuend und aktivierend. In unseren Alltagsbewegungen kommt die Flankenöffnung praktisch nicht vor, genießen Sie daher umso mehr die Leichtigkeit und die Freiheit, die diese Übung schenkt. Atmen Sie bewusst in die offene Flanke hinein ein und stellen Sie sich vor, dass sich mit jeder Einatmung die Zwischenrippenmuskulatur dehnen und den Atemraum Flanke öffnen.
Die Flankenöffnungen eignen sich auch bei einer kurzen Pause im Büro oder bei einem Zwischenstopp während einer Autofahrt.

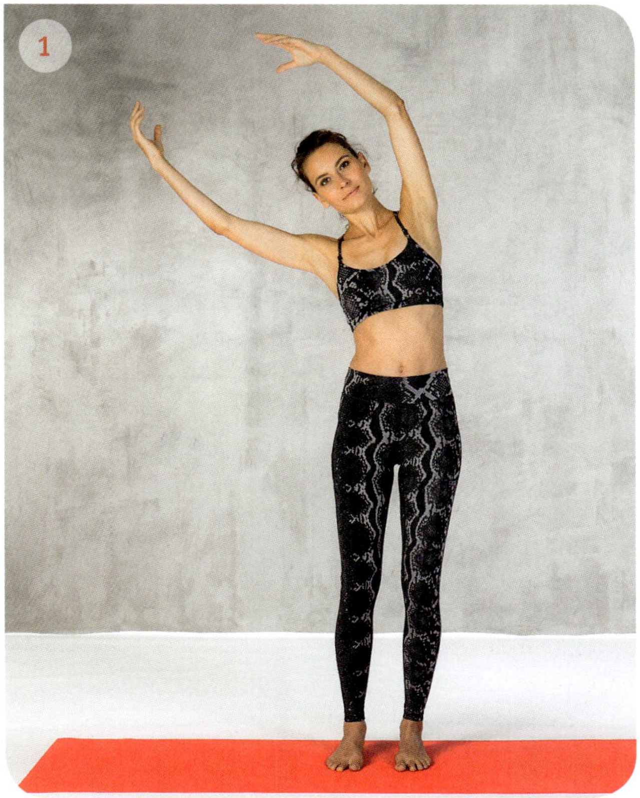
1

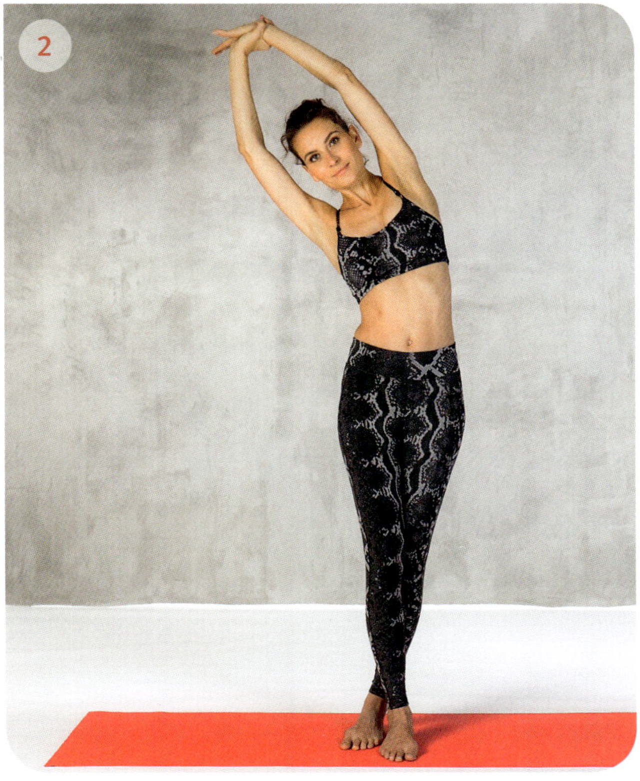
2

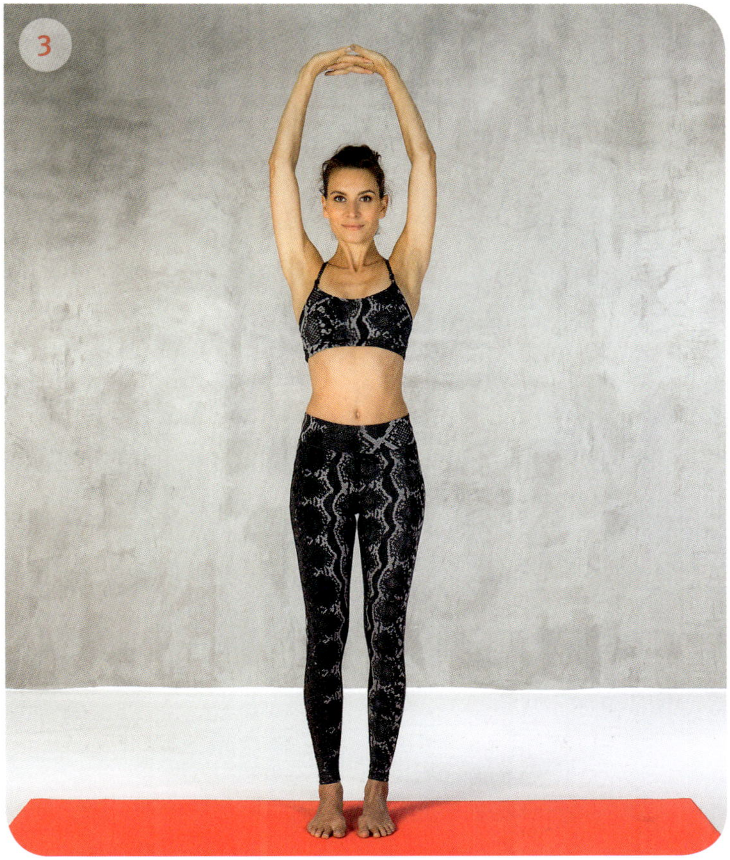
3

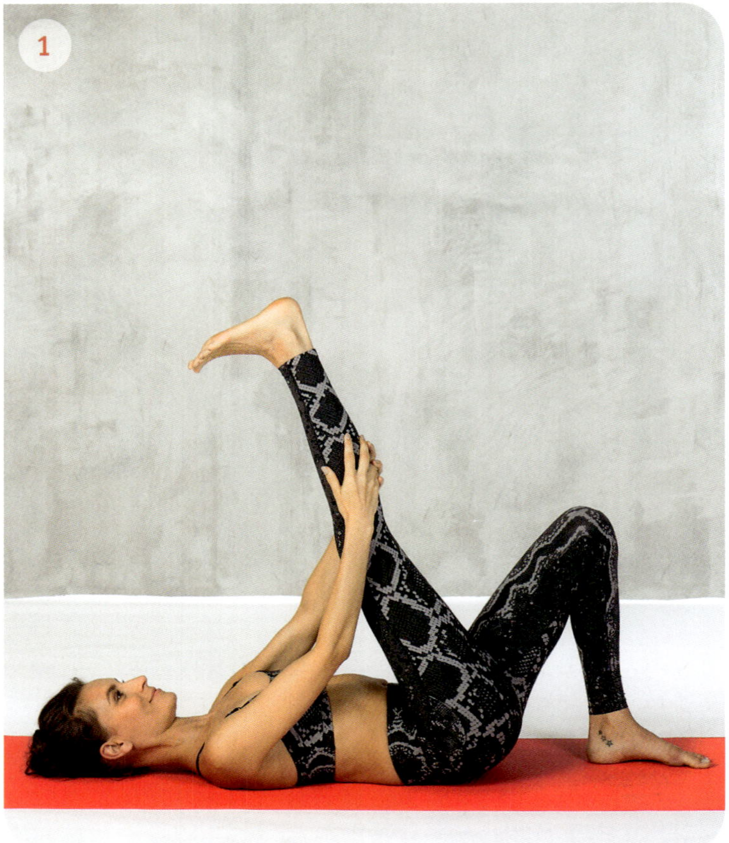

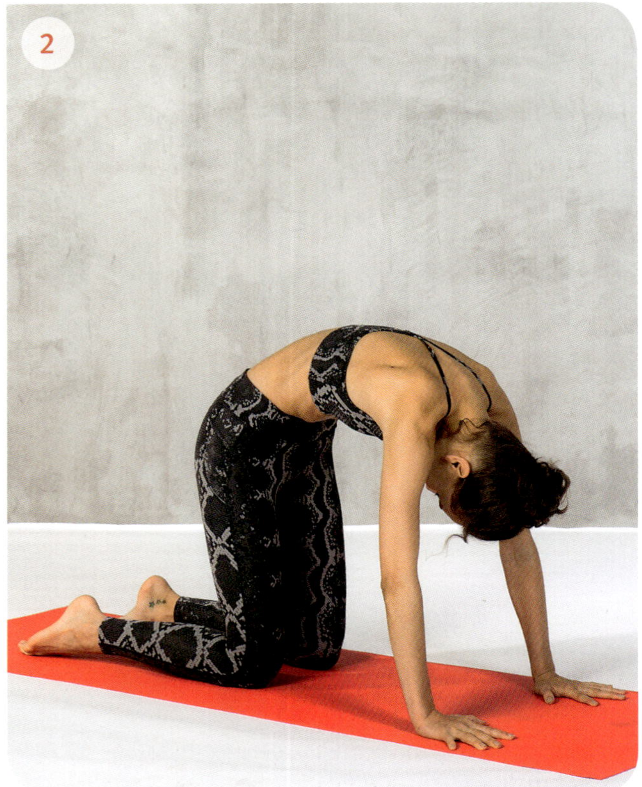

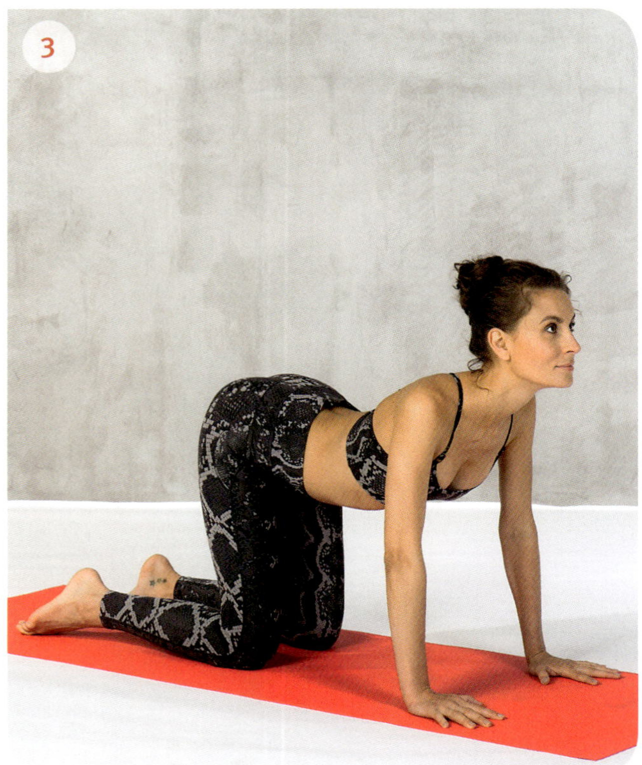

Dehnung der Beinrückseiten

- Legen Sie sich für diese Übung nun mit dem Rücken auf die Matte.

- Winkeln Sie Ihre Beine an und stellen Sie Ihre Füße hüftbreit auf der Matte auf, die Zehen zeigen nach vorne. Schieben Sie die Sitzbeinknochen in Richtung der Fersen und schaffen Sie so Länge im unteren Rücken.

- Lösen Sie den rechten Fuß von der Matte, führen Sie zuerst den Oberschenkel senkrecht nach oben und strecken dann das ganze Bein über die Ferse und den Großzehenballen gerade nach oben aus.

- Fassen Sie mit den Händen die Beinrückseite – nicht in der Kniekehle – und ziehen Sie mit jeder Ausatmung das gestreckte Bein etwas an den Körper heran. Achten Sie darauf, dass Schultern, Nacken und der untere Rücken entspannt auf der Matte bleiben. (1)

- Führen Sie die Dehnung dann mit dem anderen Bein durch.

Alternative: Sie können auch mit einem Yoga-Gurt üben. Legen Sie diesen um Ihren Fußballen und ziehen Sie das gestreckte Bein über den Gurt zum Körper heran. So können die Oberarme und die Schulterblätter entspannt auf der Matte ruhen und es wird Ihnen leichter fallen, die Schultern bei der Übung zu entspannen. Atmen Sie in die Dehnung der Beinrückseite hinein und nehmen Sie wahr, dass Sie mit jedem Atemzug tiefer in die Übung gelangen können.

Katze/Pferd

- Sie starten im Vierfüßlerstand: Die Handgelenke befinden sich unter den Schultern, die Finger sind weit aufgefächert und die Fingerspitzen zeigen gerade nach vorne. Ihre Knie sind unter dem Becken, die Füße in Verlängerung der Beine, die Fußrücken mit der Matte verbunden.

- Sie kommen in die Katze: Kippen Sie das Becken und rollen Sie die Wirbelsäule von unten nach oben zu einem gleichmäßigen C-Bogen, führen Sie Ihr Kinn zur Brust, sodass eine angenehme Länge im Nacken entsteht, und achten Sie darauf, dass Ihre Arme lang bleiben, aber nicht überstrecken – verweilen Sie für einige Atemzüge. (2)

- Sie kommen dann in den Pferderücken: Das Becken kippt in die andere Richtung, spüren Sie die Rückbeuge im unteren Rücken und setzen Sie diesen Bewegungsfluss in der restlichen Wirbelsäule fort. Richten Sie den Blick leicht nach oben und achten Sie darauf, dass Ihre Arme gestreckt bleiben. (3)

- Gehen Sie auf diese Weise sanft von der Katze in das Pferd und wieder zurück. Führen Sie die Bewegung einige Male durch und nehmen Sie die Beweglichkeit Ihrer gesamten Wirbelsäule wahr.

Tipp: Impulsgeber ist bei dieser Übung immer das Becken. Vielleicht können Sie eine subtile Bewegung im Innersten Ihres Beckens wahrnehmen, Ihr Beckenboden begleitet diesen Bewegungsfluss.

Knie-zur-Brust-Position

- Auch diese Übung beginnen Sie in der Rückenlage auf der Matte.

- Die Beine sind angewinkelt und die Füße stehen hüftbreit auf der Matte.

- Fassen Sie das linke angewinkelte Bein in der Kniekehle oder am Schienbein und ziehen Sie es ausatmend gerade und achtsam an den Körper heran. (1)

- Mit der Einatmung lösen Sie die Anspannung, ausatmend ziehen Sie das Bein wieder heran.

- Führen Sie die Bewegung für etwa 10 Atemzüge aus, bevor Sie die Übung entsprechend auf der anderen Seite ausführen.

- Spüren Sie in den unteren Rücken hinein nach.

- Achten Sie darauf, dass sich der untere Rücken nicht rundet und sich nicht von der Matte löst, halten Sie die Verbindung mit der Matte.

Intensivierung: Ziehen Sie das rechte angewinkelte Bein ausatmend an den Körper heran, und strecken Sie mit der nächsten Einatmung das linke Bein gerade nach vorne aus. Schieben Sie bei beiden Füßen die Fersen vom Körper weg und ziehen sie die Zehen zu den Schienbeinen heran. Spüren Sie die Dehnung in der Körpermitte.

Glückliches Baby

- Sie starten in der Rückenlage auf der Matte.

- Lösen Sie Ihre Füße von der Matte und ziehen Sie die angewinkelten Beine zum Oberkörper. Führen Sie die Knie nach rechts und links außen, Ihre Unterschenkel sind senkrecht nach oben ausgerichtet, die Knie zeigen in Richtung Schultern. Fassen Sie mit den Händen die Füße von außen oder von innen und schieben Sie mit jeder Ausatmung die Füße nach unten und somit die Knie in Richtung der Achselhöhlen. Im Idealfall sind Ober- und Unterschenkel im rechten Winkel zueinander ausgerichtet. (2)

- Genießen Sie die Weite im unteren Rücken und lassen Sie Ihre Schulterblätter weich in die Matte fließen.

- Achten Sie darauf, dass der untere Rücken mit der Matte in Verbindung bleibt und nicht rund wird. Vielleicht legen Sie eine Decke unter Ihren Kopf, damit Ihr Hals nicht überstreckt.

Alternative: Sollten Sie Ihre Fußsohlen nicht fassen können, legen Sie einen Gurt um die Füße. Alternativ greifen Sie mit den Händen die Oberschenkelrückseiten. Genießen Sie die sanfte Massage der Verdauungsorgane während des Übens und stellen Sie sich vor, dass Ihr Becken gut durchblutet ist und mit Energie genährt wird.

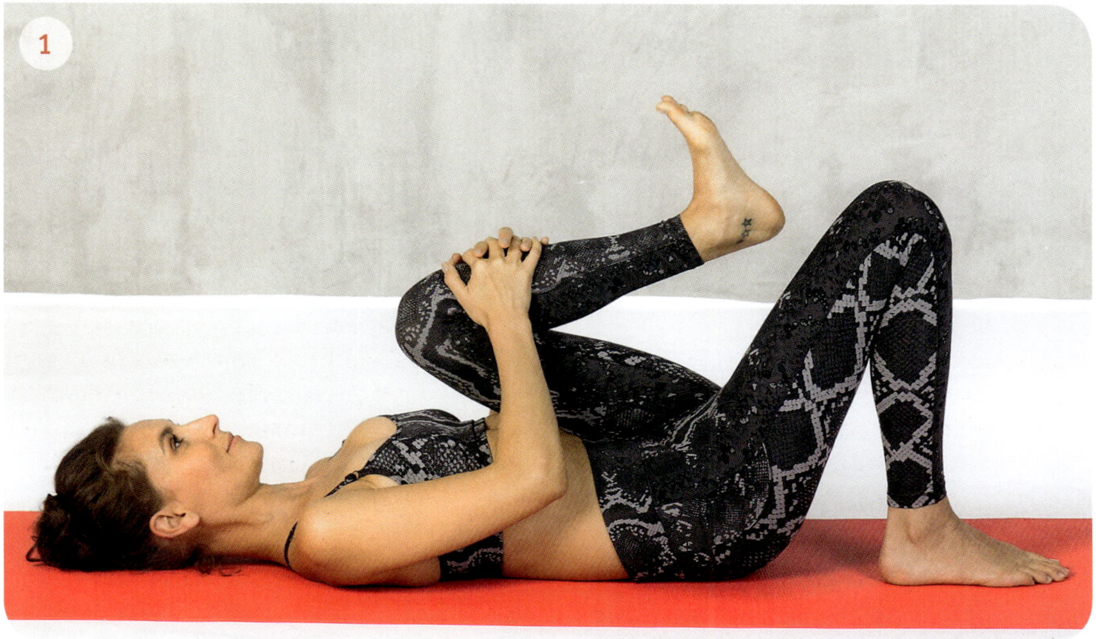

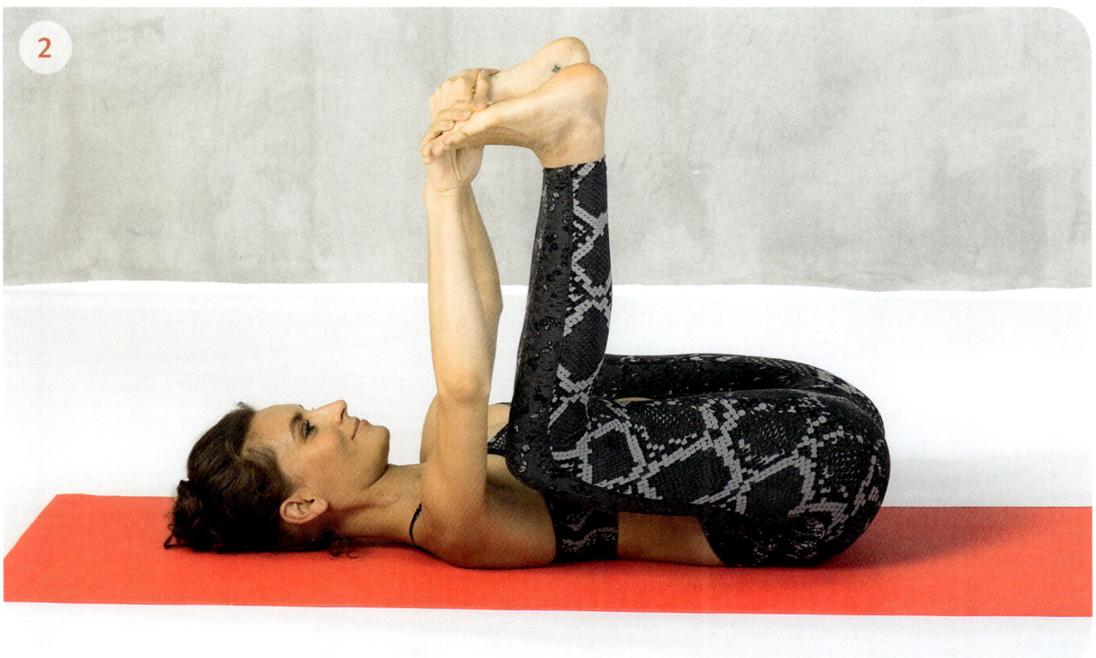

Fenster

- Wieder beginnen Sie auf dem Rücken liegend.

- Winkeln Sie beide Beine im rechten Winkel an und legen Sie den rechten Fußaußenknöchel am linken Oberschenkel ab. Im Idealfall bilden der rechte Fuß und das rechte Knie eine Linie.

- Greifen Sie mit der linken Hand von außen am Körper vorbei und mit der rechten Hand durch das gebildete Fenster entweder das linken Schienbein oder die linke Kniekehle. Achten Sie darauf, dass Schulter und Nacken völlig spannungsfrei bleiben und dass Ihr Hals nicht überstreckt. Bei einer Dehnung können Sie eine Decke unter ihren Kopf legen.

- Ziehen Sie ausatmend das angewinkelte linke Bein gerade an den Körper heran und verweilen Sie einige Atemzüge in der Bewegungslosigkeit. Nehmen Sie die Öffnung im Becken und die Weite im unteren Rücken wahr. Spüren Sie die Dehnung der Gesäßmuskulatur und der Oberschenkelrückseite. (1)

- Führen Sie die Übung dann zur anderen Seite aus.

Alternative: Sie können auch im Sitzen üben. Sitzen Sie hierfür auf den Sitzhöckern und achten Sie darauf, dass Ihr unterer Rücken lang und aktiv gestreckt ist. Heben Sie Ihr Brustbein leicht nach vorne oben an. Ihre Beine sind angewinkelt, die Fersen auf der Matte aufgestellt, Ihre Hände befinden sich auf der Matte unter den Schultern. Lösen Sie den rechten Fuß und legen Sie den Fußaußenknöchel auf dem linken Oberschenkel ab. Schieben Sie sich über die Hände aus der Matte heraus, führen Sie den Oberkörper in Richtung der Beine. (2)

Drehstand

- Wieder starten Sie in folgender Position: Sie stehen in einem entspannten hüftbreiten Stand. Ihre Zehen zeigen nach vorn, die Füße sind parallel zueinander ausgerichtet. Achten Sie darauf, dass Sie mit geradem Rücken und leicht nach unten gesenkten und lockeren Schultern fest im Boden verankert sind.

- Strecken Sie Ihre Wirbelsäule aus dem Becken heraus in die Länge. Stellen Sie sich vor, dass zwischen den Bandscheiben und der knöchernen Struktur der Wirbelsäule, den Wirbelkörpern, Weite entsteht.

- Drehen Sie nun mit einer Ausatmung den Oberkörper zur rechten Seite, achten Sie darauf, dass das Becken, die Beine und Füße nach vorne ausgerichtet bleiben und nicht mitdrehen. Legen Sie nun die linke Hand an der rechten Beckenseite ab, der rechte Handrücken ruht im unteren Rücken.

- Intensivieren Sie die Drehung, indem Sie die linke Seite des Brustkorbs nach vorne und rechts führen und die rechte Schulter tiefer nach hinten und links drehen.

- Achten Sie darauf, dass sich die Schultern in gleicher Höhe befinden und frei von Spannung bleiben.

- Geben Sie Ihren Blick mit in die Drehung, soweit es Ihnen guttut, und achten Sie unbedingt darauf, den Hals nicht zu überstrecken. Im Zweifel lassen Sie Ihr Gesicht über dem Brustbein ausgerichtet. (3)

- Lösen Sie die Drehung auf und üben Sie zur anderen Seite entsprechend.

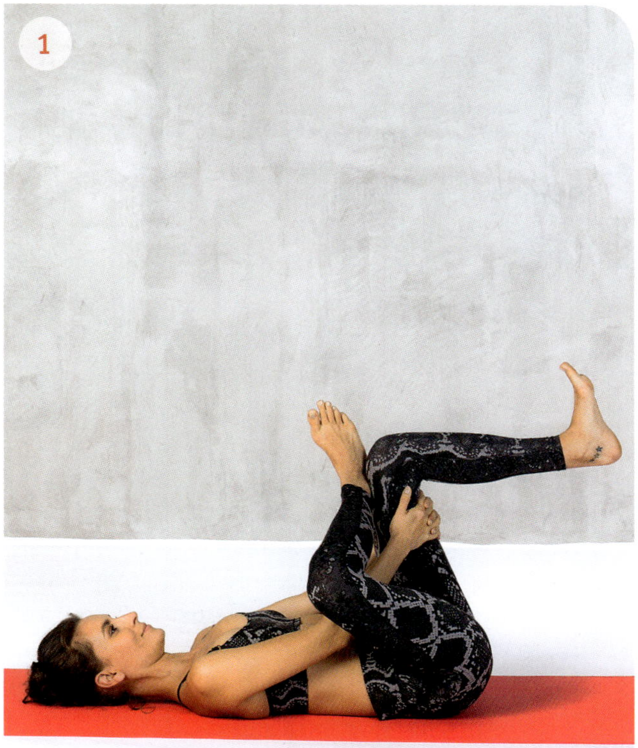
1

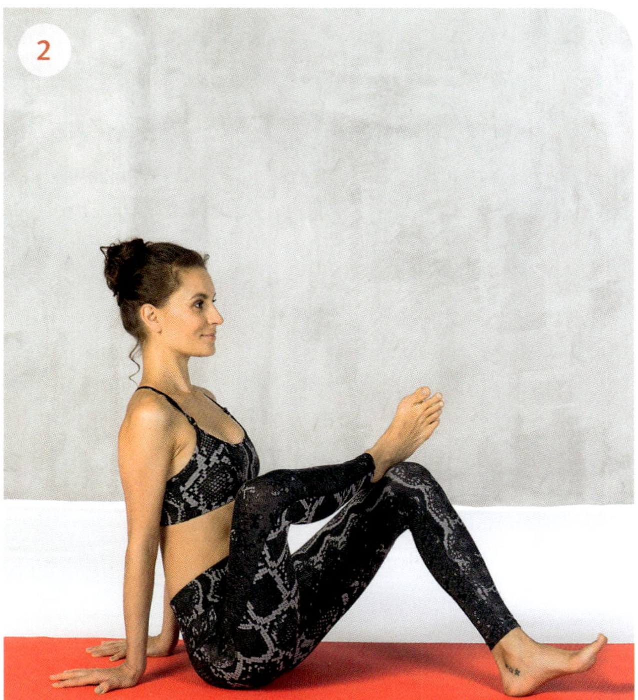
2

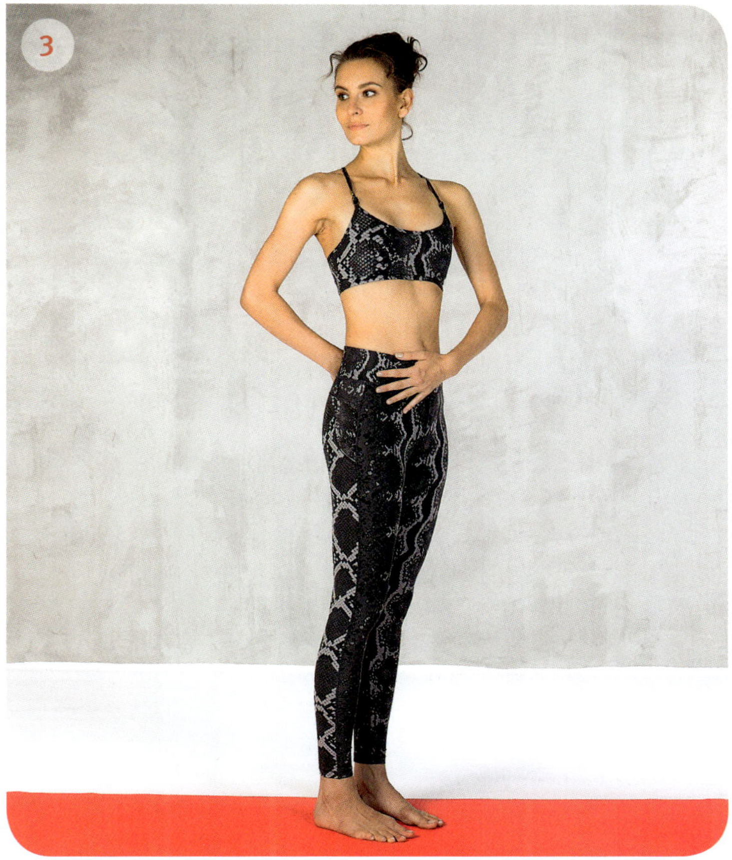
3

Schmetterling

- Sie sitzen auf einer Decke, einem flachen Kissen oder einem kleinen Klotz.

- Winkeln Sie die Beine an und legen ihre Fußsohlen aneinander, ziehen Sie die Füße so nah wie möglich an den Körper heran. Sollte sich der Rücken leicht runden, achten Sie darauf, dass keine Spannung auf der Wirbelsäule ist. (1)

- Umfassen Sie Ihre Füße und beginnen Sie, mit den angewinkelten Beinen ganz locker wie Schmetterlingsflügel nach oben und unten zu »schlagen«.

- Ihr Gesicht ist entspannt, die Kiefergelenke locker, die Schultern gelöst, die Aufmerksamkeit liegt bei Ihrem im Boden verwurzelten Becken, lassen Sie hier bewusst die Öffnung zu.

Statik:

Drücken Sie die Fußaußenkanten aneinander und ziehen Sie die Beininnenseiten von den Leisten in Richtung der Knie. Die angewinkelten Beine streben nach außen und nach unten. Strecken Sie Ihren Rücken aus dem Becken heraus lang nach oben und heben Sie das Brustbein nach vorne und oben an. Die Schultern sind locker, das Gesicht ist entspannt und die Kiefergelenke sind gelöst. Verweilen Sie für einige Atemzüge in der Bewegungslosigkeit, bevor Sie die Übung auflösen.

Baby wiegen

- Diese Übung wird im Anschluss an die Schmetterlingsübung ausgeführt. Aus dem Schmetterlingssitz strecken Sie das linke Bein aus, das rechte bleibt angewinkelt.

- Umfassen Sie mit der linken Hand den rechten Fuß und mit der rechten das Fußgelenk schützend und ziehen Sie dieses Bein an Ihren Oberkörper heran. (2)

- Wiegen Sie das angewinkelte Bein wie ein Baby leicht nach links und rechts. Bei genügend Flexibilität können Sie den rechten Fuß auch in die linke und das Knie in die rechte Ellbogenbeuge legen.

Tipp: Sollte es Ihnen nicht möglich sein, den Rücken während des Übens gerade zu halten, können Sie ihn leicht runden. Achten Sie dann unbedingt darauf, dass Ihre Wirbelsäule spannungsfrei bleibt. Lassen Sie Ihren Schulter- und Nacken-Bereich gelöst und locker, Ihr Gesicht bleibt entspannt. Erforschen Sie: Werden die Bewegungen allmählich offener und ausladender? Ihr Atem freier? Genießen Sie die Entspannung im unteren Rücken und die Weite im Beckenraum.

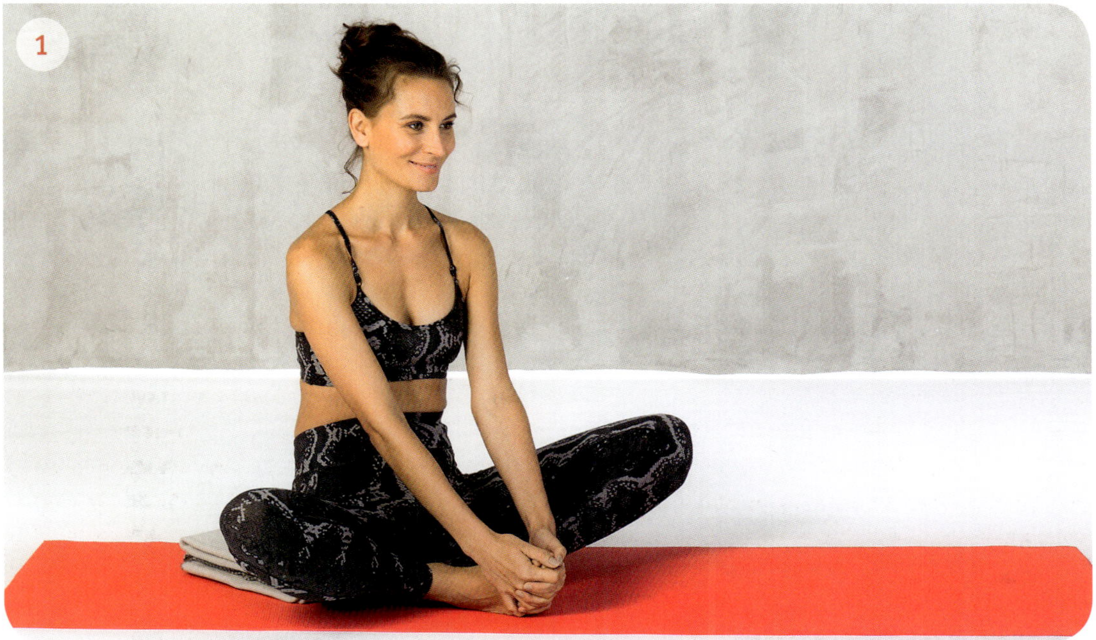
1

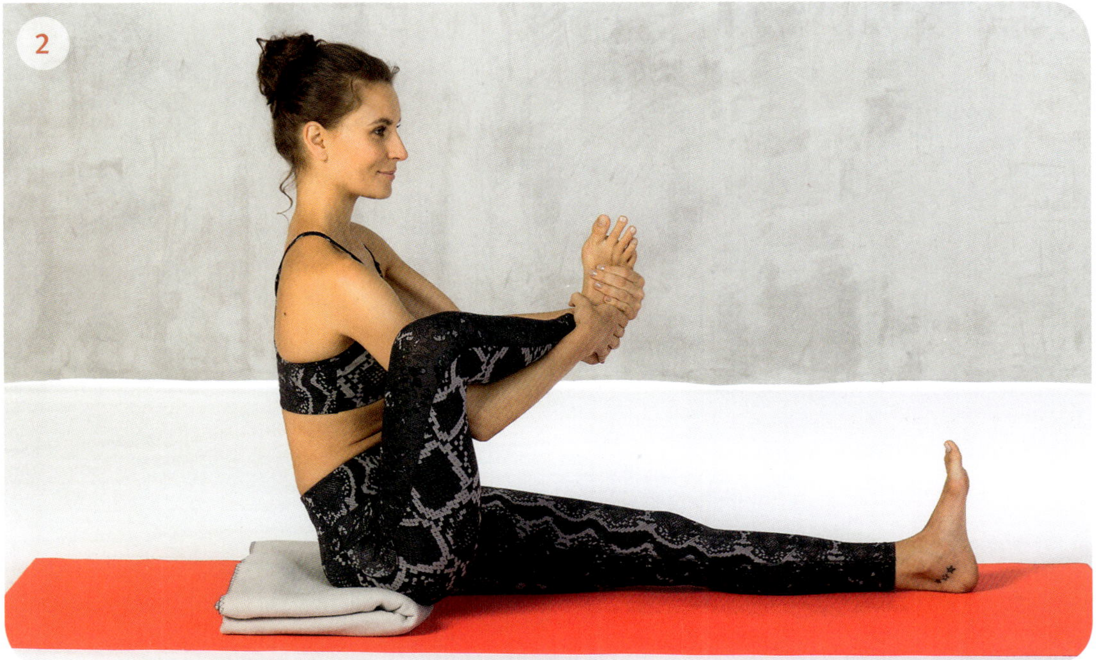
2

Stille der Venus

- Diese Übung ist eine kleine Ruheübung für Zwischendurch, die gerne nach den Asanas oder nach den Ausgleichsübungen gemacht werden kann. Einfach immer dann, wenn Sie das Gefühl haben, dass sie Ihnen guttut.

- Die Stille der Venus nimmt das Tempo aus der Übungsabfolge und lädt immer wieder zum bewussten Verweilen in der Ruhe ein. Sollten Sie einmal nur ein kleines Zeitfenster zum Üben haben, können Sie eine kurze Abfolge (beispielsweise eine Vor- und eine Hauptübung) mit der Stille der Venus beenden.

Variante 1

- Aus dem Fersensitz wandern Sie mit den Händen nach vorne, der Oberkörper folgt der Bewegung, die Wirbelsäule ist gleichmäßig lang und in ihrer natürlichen Krümmung. Achten Sie unbedingt darauf, keine Spannung im Rücken zu haben. Ihren Oberkörper legen Sie auf den Oberschenkeln ab.
- Legen Sie dann die Stirn auf der Matte ab, die Arme liegen gestreckt neben dem Körper, die Handflächen zeigen nach oben. Entspannen Sie bewusst die Schultern und lassen Sie die Gesichtszüge weich werden. Das Gesäß bleibt mit den Fersen in Kontakt, gerne darf eine gefaltete Decke über die Fersen gelegt werden. (1)

Variante 2

Ihre Position ist wie in der ersten Variante, allerdings legen Sie Ihre Fäuste vorne am Kopf übereinander, die Stirn ruht entspannt auf ihnen. (2)

Variante 3

In der dritten Variante sitzen Sie ebenfalls im Fersensitz, allerdings sind Ihre Beine gegrätscht. Wandern Sie mit den Fingerspitzen nach vorne, bis die Arme parallel und völlig gestreckt sind, das Gesäß ruht auf den Fersen – evtl. auf einer gefalteten Decke. Spüren Sie die Länge in den Armen und in den Flanken, nehmen Sie die Weite in den Achselhöhlen wahr und achten Sie darauf, dass Arme und Ohren auf einer Höhe sind. Entspannen Sie bewusst die Schultern und das Gesicht. (2)

Mögliche Affirmationen:

» *Jeder Atemzug vertieft die Stille.*
Ich werde mit jedem Atemzug ruhiger.
Es gibt nichts zu tun. Ich bin ruhig, gelassen und friedvoll.
Ich gebe mir die Zeit, die ich brauche. «

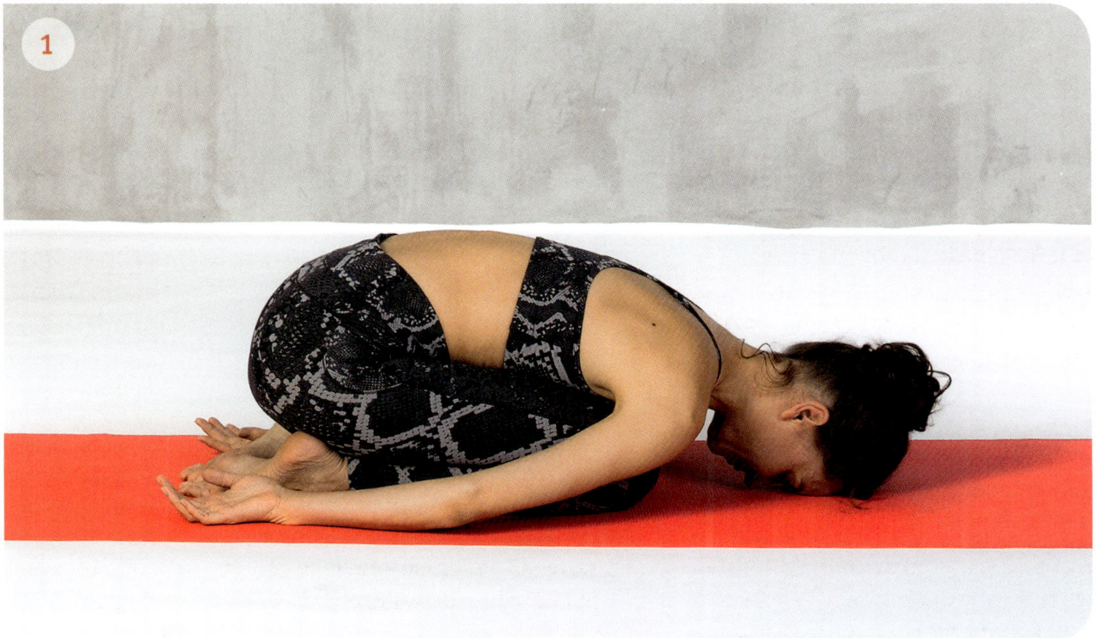
1

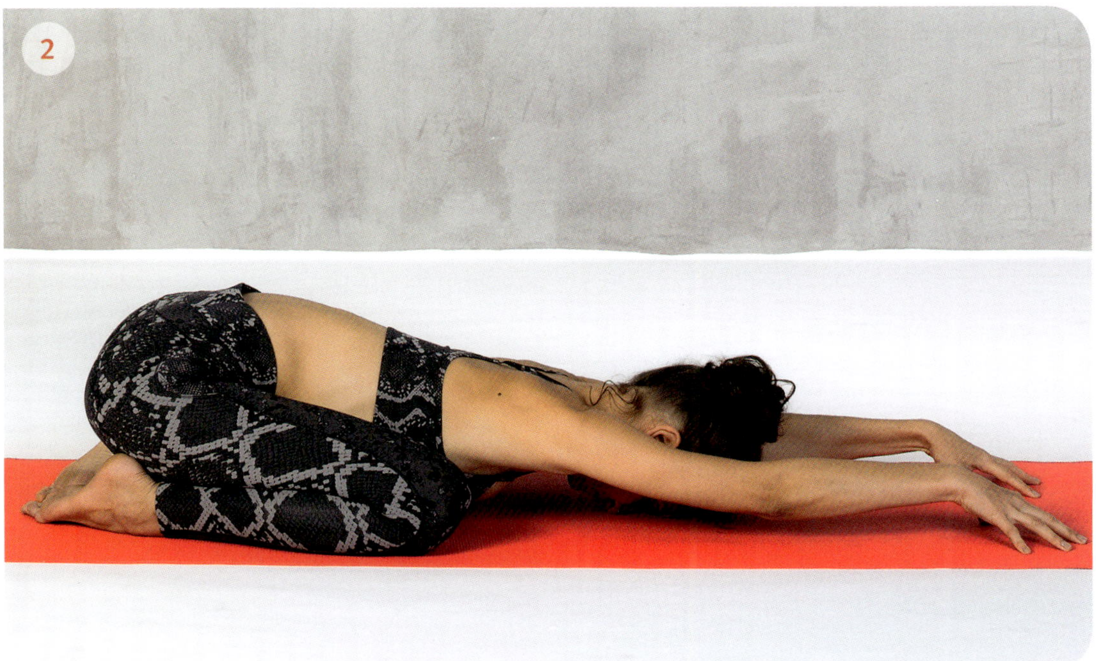
2

Schulterbrücke

- Sie beginnen auf der Matte in der Rückenlage.

- Winkeln Sie Ihre Beine an und stellen Sie die Füße hüftbreit auf, die Zehen sind weit aufgefächert und zeigen gerade nach vorne, Ihre Arme sind gestreckt am Körper, die Finger weit aufgefächert, die Handflächen liegen auf der Matte, die Fingerspitzen zeigen nach unten zu den Füßen, vielleicht können die Fingerspitzen der Mittelfinger die Fersen berühren.

- Schieben Sie nun die Fersen in die Matte, ziehen Sie die Sitzknochen in Richtung Fersen und lösen Sie dann Becken und Gesäß von der Unterlage. Rollen Sie die Wirbelsäule achtsam Wirbel um Wirbel nach oben und achten Sie darauf, dass Schultern, Arme, Hände, Finger und die Füße stabil mit der Matte verbunden bleiben, die Beine sind parallel und fallen nicht zu den Seiten weg.

- Vielleicht ist es Ihnen nach einigen Atemzügen in der Übung möglich, Becken und Gesäß noch etwas weiter anzuheben, eventuell können Sie das Brustbein nach oben schieben und dann noch einige Atemzüge in der Übung verweilen.

- Achten Sie unbedingt darauf, dass der Nacken zwar lang, aber keinesfalls überstreckt ist. Üben Sie immer auf der flachen Matte, ohne Erhöhung unter dem Kopf. Sollte es im Nacken zu eng werden, schieben Sie die Kopfkrone nach hinten, sodass Sie im Nacken wieder eine angenehme Weite spüren. Lassen Sie den Blick gerade nach oben gerichtet. (1)

- Sie beenden die Übung, indem das Brustbein den Impuls gibt und schwer in den Rumpf hineinsinkt, die Wirbelsäule rollt nun von oben nach unten Wirbel um Wirbel ab.

Atmung in der Übung

Atmen Sie über die Nase in den Bauch hinein, nehmen Sie wahr, dass sich die Bauchdecke mit der Einatmung hebt und mit der Ausatmung wieder senkt. Atmen Sie langsam, tief und bewusst und schaffen Sie fließende Übergänge zwischen den Atemzügen. Spüren Sie, wie Sie mit der Atmung die Weite in der Körpervorderseite intensivieren.

Ausgleichsübung

Machen Sie sich in der Rückenlage ganz klein und rollen Sie sich wie zu einem Päckchen zusammen, fassen Sie mit den Händen die Schienbeine oder greifen Sie mit den Händen in die Kniekehlen. Führen Sie das Kinn in Richtung Brustbein, Ihr Rücken wird dabei rund. Ihre Fersen schieben vom Körper weg die aufgefächerten Zehen ziehen in Richtung Oberkörper. Verweilen Sie kurz in dieser Position und spüren Sie dann mit der Affirmation nach. (2)

Mögliche Affirmation:

» *Ich öffne mich der Welt.* «

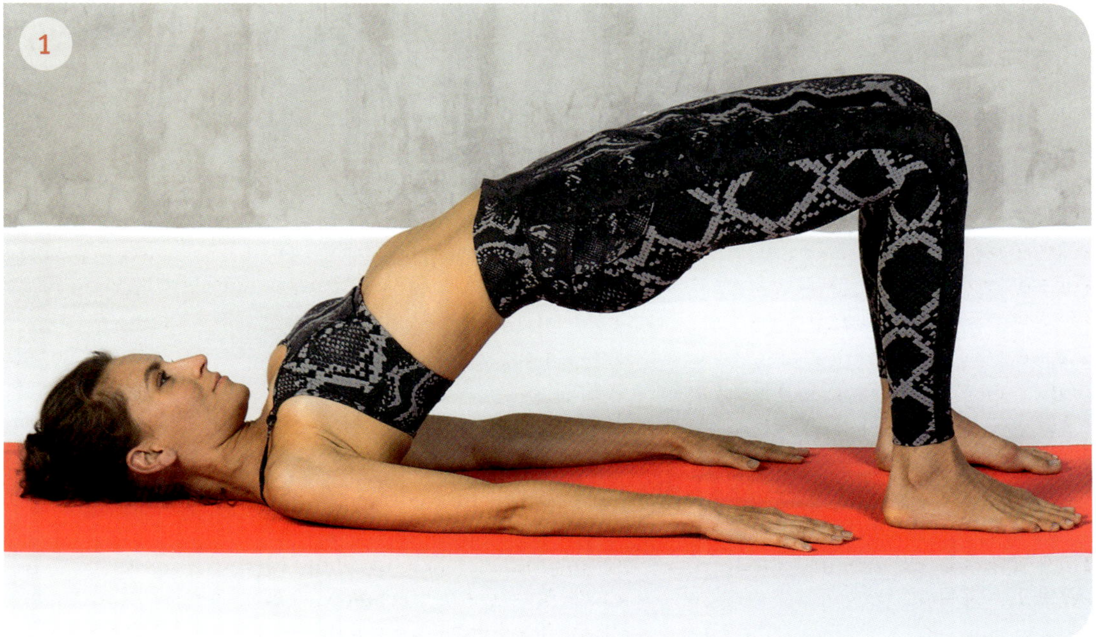
1

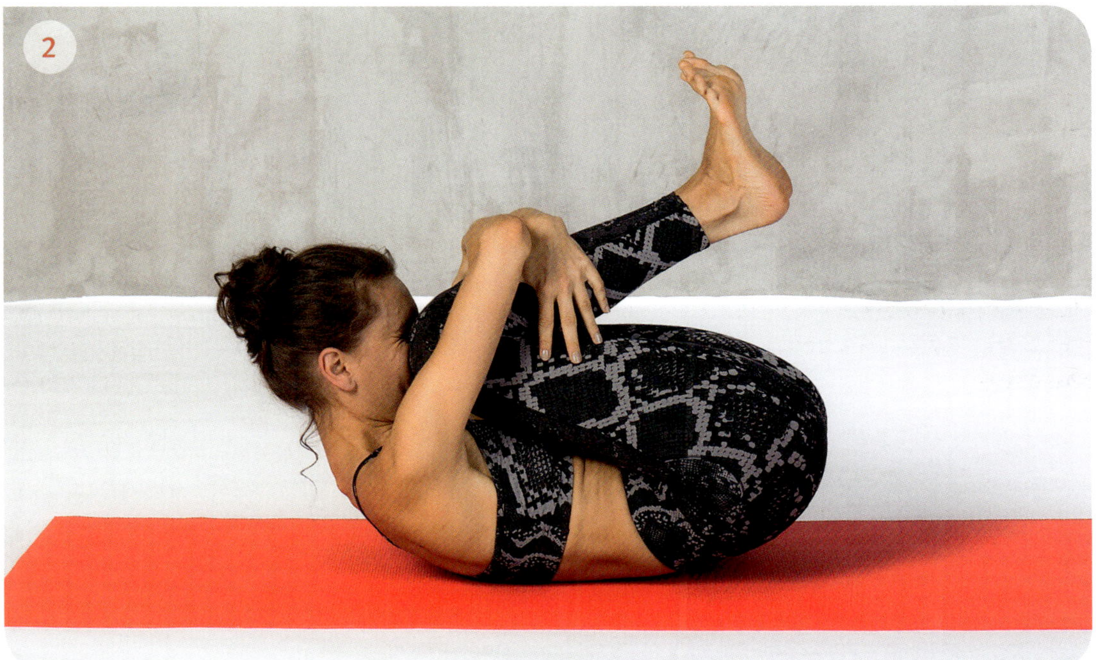
2

Variante 1

- Kommen Sie wie oben beschrieben in die Schulterbrücke, allerdings sind hier Ihre Hände nach oben geöffnet, die Handrücken ruhen auf der Matte. Lösen Sie dann den linken Fuß von der Matte und legen Sie den linken Fußaußenknöchel auf dem rechten Oberschenkel ab.
- Lassen Sie das linke angewinkelte Bein nach außen fließen. Achten Sie darauf, dass das Becken auf beiden Seiten waagerecht in gleicher Höhe bleibt und nicht auf der linken Seite abfällt. Nehmen Sie wahr, dass die Öffnung der Übung aus dem Becken kommt, und lassen Sie mit jedem Atemzug zu, dass sich der Beckenraum weiter öffnet. (3)
- Kommen Sie wie oben beschrieben aus der Übung.

Alternative Armpositionen:

- Lösen Sie Ihre Arme von der Matte und strecken Sie sie senkrecht nach oben aus. Mobilisieren Sie Ihre Handgelenke, indem Sie die Hände kreisen.
- Lösen Sie Ihre Arme von der Matte, führen Sie sie nach oben und legen Sie die Arme dann nach hinten unten ab, die Handflächen sind nach oben gerichtet. Lassen Sie mit jeder Ausatmung die Schulterblätter tiefer in die Matte sinken, genießen Sie die Weite in den Achselhöhlen.
- Statt nach hinten unten legen Sie Ihre Arme rechts und links an den Seiten ab. Auch hier sind die Hände nach oben gerichtet. Nehmen Sie die Öffnung im ganzen Schultergürtel wahr. Erfahren Sie bei dieser Variation Weite, Öffnung und Hingabe. Sie kommen hier tiefer in die Übung hinein, indem Sie abgeben und loslassen, geschehen lassen, statt aktiv zu gestalten.

Tipp: Sollte es Ihnen zu anstrengend sein, das Becken stabil zu halten, legen Sie einen Yogablock unter Ihr Kreuzbein. So können Sie sich ganz auf die Öffnung im Becken konzentrieren.

Variante 2

- Auf dem Rücken liegend lassen Sie Ihre angewinkelten Beine nach außen fallen, legen Sie die Fußsohlen aneinander, die Fußaußenkanten sind mit der Unterlage verbunden, die Arme liegen locker am Körper, die Handflächen zeigen nach oben, die Finger sind entspannt.
- Drücken Sie die Fußaußenkanten in die Matte; über diesen Impuls lösen Sie Becken und Gesäß von der Matte und heben sich nach oben.
- Lassen Sie mit jeder Ausatmung die Beine weiter nach außen/unten fließen und werden Sie sich bewusst, dass die Öffnung aus dem Becken kommt, lassen Sie diese Öffnung zu. Nehmen Sie wahr, dass diese Übung Ihre ganze Körpervorderseite öffnet, geben Sie sich dieser Öffnung hin, lassen Sie alle Spannung los und genießen Sie die Weite. (4)
- Sie verlassen die Übung, indem Sie Becken und Gesäß in einer Linie nach unten ablegen und die Beine langsam ausstrecken.
- Gleichen Sie die beiden Varianten ebenfalls aus.

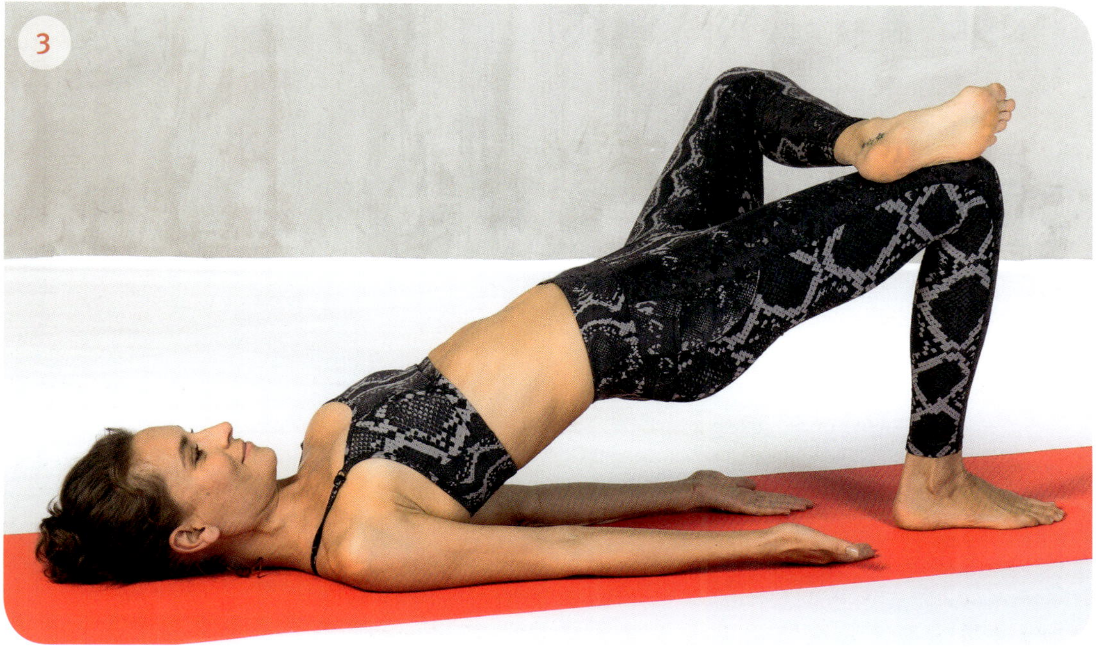
3

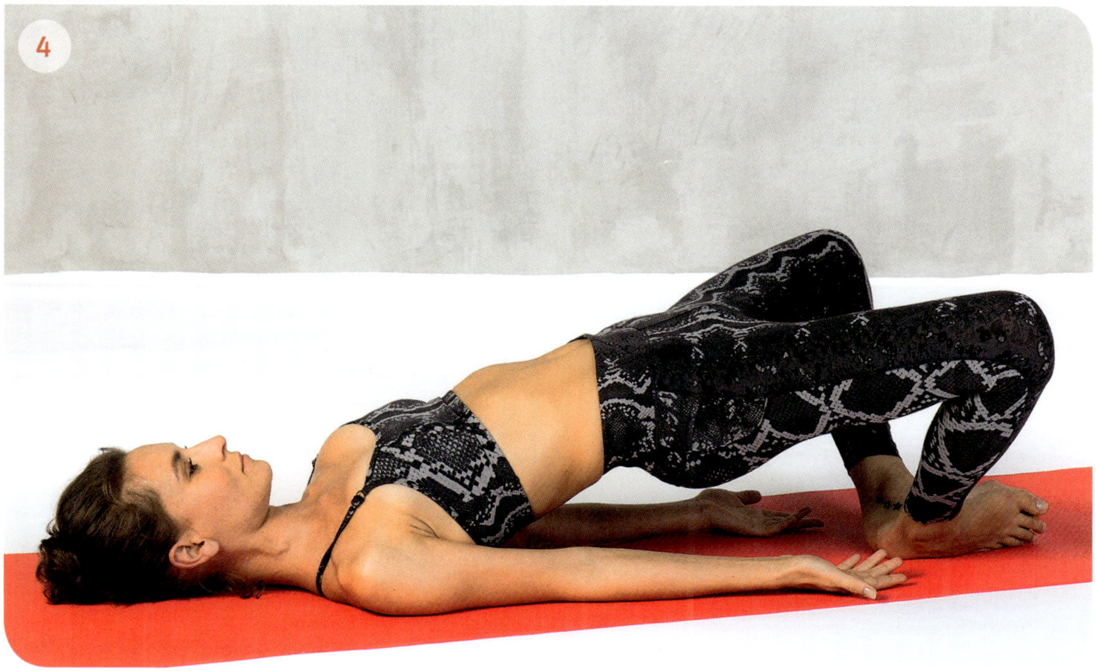
4

Weiter Venus-Winkel

● Kommen Sie auf der Matte in der sitzenden Position an. Eine gefaltete Wolldecke dient als Unterlage und hilft Ihnen, Ihr Becken stabil zu halten und ein Nach-hinten-Kippen zu verhindern.

● Die Beine sind weit gegrätscht und gestreckt, achten Sie darauf, dass die Kniescheiben nach oben zeigen. Halten Sie eine Grundspannung in den Beinen, das verhindert, dass diese nach innen eindrehen. Flexen Sie die Füße, indem Sie die Fersen nach vorne schieben und die Zehen in Richtung Körper ziehen.

● Richten Sie Ihren Oberkörper aus dem Becken heraus auf, blicken Sie gerade nach vorne, Hals und Nacken sind gleichermaßen angenehm lang.

Dynamischer Fluss:

- Kippen Sie mit der Ausatmung aus dem Becken heraus nach rechts vorne und streichen Sie dabei mit den Händen das rechte Bein zum Fuß hin aus.
- Mit der nächsten Einatmung richten Sie sich wieder auf, die Hände streichen über das Bein zurück nach oben in Richtung Becken. Streichen Sie jede Seite mehrmals aus und verweilen Sie dann in der Statik. (1)

Statik:

Sie legen beide Hände/alternativ die Fingerspitzen schulterbreit in der Grätsche ab, intensivieren Sie die Streckung in den Beinen, schließen Sie die Augen und verweilen Sie einige Atemzüge in dieser Position mit der Affirmation »Ich bin ruhig, gelassen und zufrieden«.

Dann kommen Sie wieder in folgenden dynamischen Fluss.

Dynamischer Fluss:

Die Arme sind nun leicht angewinkelt, Sie legen Ihre Hände ineinander, sodass die Handinnenflächen zum Herzraum zeigen. Mit einer Ausatmung drehen Sie den Oberkörper mit den Armen und dem Gesicht nach rechts, einatmend kommen Sie wieder zurück zur Mitte. Mit der nächsten Ausatmung drehen Sie nach links und kommen dann mit der Einatmung zur Mitte zurück.

Achten Sie darauf, dass Sie den Rücken und die Beine aktiv gestreckt halten, und lassen Sie das Gesicht und den Schulter-Nacken-Bereich gelöst. Bewegen Sie sich fließend mit Leichtigkeit und Anmut und nehmen Sie die Drehung Ihrer Wirbelsäule bewusst wahr.

Ausgleichsübung

- Ihre Beine sind im Sitz leicht angewinkelt, die Fußsohlen liegen aneinander. Das Becken ist ein wenig nach vorne gekippt und Sie nehmen wahr, dass Sie vor den Sitzhöckern sitzen.
- Legen Sie Ihre Unterarme an den Schienbeinen ab, Ihre Hände an den Fußrücken, der Rücken ist leicht gerundet. Achten Sie darauf, dass Ihre Wirbelsäule nicht angespannt/belastet ist. (2) Lassen Sie den Kopf hängen, entspannen Sie den Unterkiefer und nehmen Sie wahr, wie Ihre Gesichtshaut schwer wird.
- Atmen Sie tief und weit, versuchen Sie länger auszuatmen, als Sie eingeatmet haben.
- Halten Sie die Übung, solange Sie sich in der Position wohl fühlen. Um mit den Gedanken präsent zu bleiben, sagen Sie sich mit jeder Einatmung: »Ich atme ein«, und mit jeder Ausatmung: »Ich atme aus.« Spüren Sie, wie sich das ganze System beruhigt.

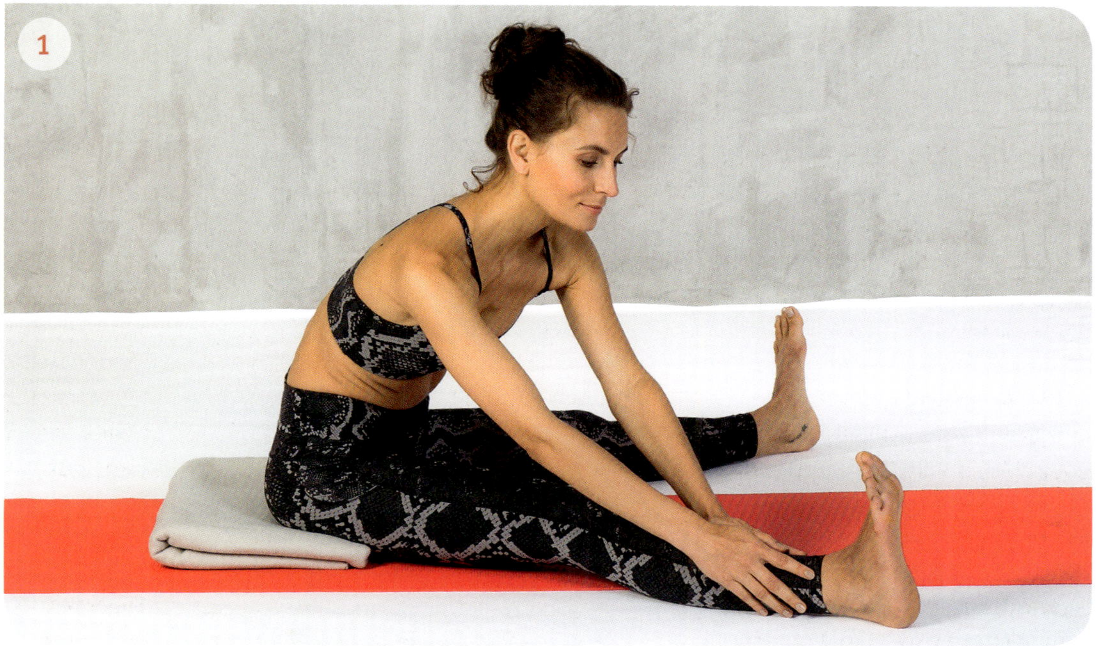
1

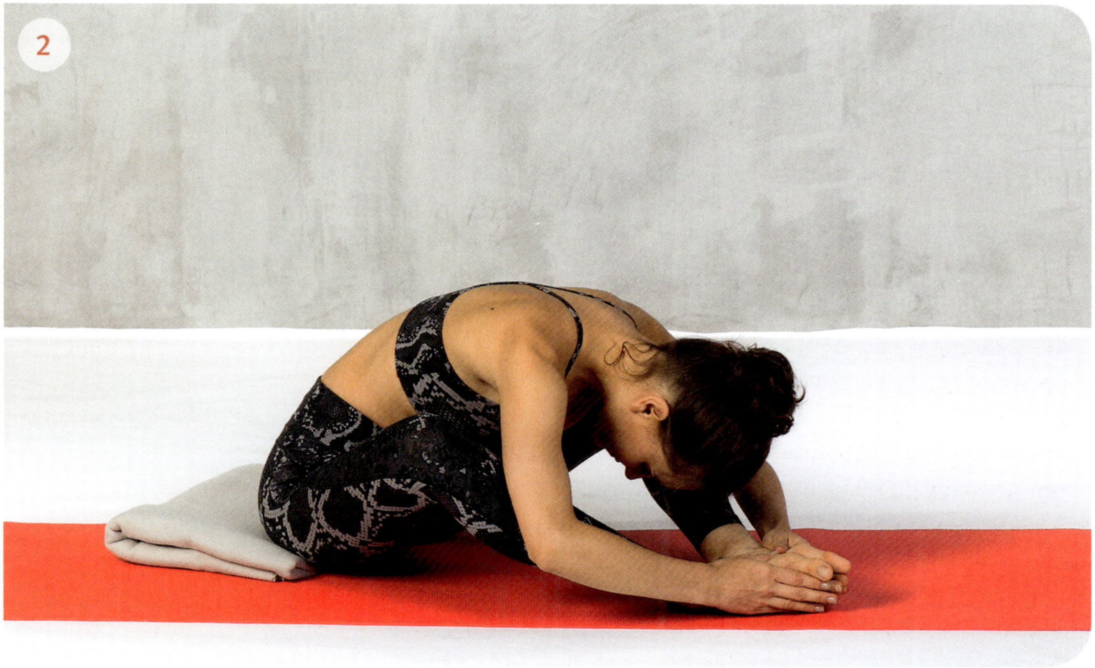
2

Krieger der Venus

- Kommen Sie im hüftbreiten Stand an den vorderen Mattenrand.

- Setzen Sie den rechten Fuß einen großen Schritt gerade nach hinten ab, sodass der Fußballen bequem auf der Matte steht, die Ferse hat keinen Mattenkontakt. Die Zehen beider Füße zeigen nach vorne. Achten Sie darauf, dass Ihr Becken gerade nach vorne ausgerichtet ist, der untere Rücken ist lang.

- Heben Sie das Brustbein nach oben an und nehmen Sie die Streckung der Bauchdecke wahr. Kreisen Sie beide Schultern nach vorne, nach oben, dann nach hinten unten. Spüren Sie die Weite in den Schlüsselbeinen, den Abstand zwischen Ohren und Schultern. (1)

Dynamischer Fluss:

- Kommen Sie mit beiden Knien in die Beuge, achten Sie darauf, dass die rechte Kniescheibe gerade nach unten zeigt und dass Sie mit dem linken Knie in keinem spitzen Winkel sind, heben Sie gleichzeitig Ihre Arme locker waagerecht gestreckt nach vorne. (2)
- Strecken Sie nun die Beine wieder durch und lassen Sie Ihre Arme nach unten gleiten. Wiederholen Sie diese Übung nach Ihren Kräften, versuchen Sie, Atmung und Bewegung zu verbinden.
- Wechseln Sie dann die Beinposition.

Statik:

- Verweilen Sie in der Position, in der Ihre Beine angewinkelt sind. Beugen Sie Ihre Arme leicht und legen Sie die Hände vor dem Brustraum ineinander, die Handinnenflächen zeigen zum Körper.
- Lösen Sie nun auch die vordere Ferse von der Matte und strecken Sie ihre Arme leicht zu den Seiten hin aus, heben Sie sanft Ihren Blick nach oben, ohne im Nacken zu eng zu werden.
- Lösen Sie die Übung auf, indem Sie die vordere Ferse wieder auf der Matte aufsetzen, lassen Sie Ihre Arme langsam nach unten gleiten und richten Sie den Blick wieder nach vorne.
- Wechseln Sie die Beinposition und üben Sie entsprechend.

Tipp: Um die Stabilität zu erhöhen und die Balance sicher halten zu können, geben Sie Ihr Gewicht ins Becken hinein ab. Erleben Sie, wie aus einer sicheren Basis eine hingebungsvolle Weite und Öffnung entstehen kann.

Ausgleichsübung

Als Ausgleich dient hier die Vorbeuge: Kommen Sie auf der Matte im hüftbreiten Stand an. Die Knie sind leicht gebeugt, die Hände liegen auf den Oberschenkeln. Führen Sie Ihr Kinn in Richtung Brustbein, sodass eine angenehme Länge im Nacken entsteht. Runden Sie Ihren Oberkörper langsam Wirbel um Wirbel nach unten und lassen Sie sich sanft in diese Vorbeuge hineinfallen. (3)

Mögliche Affirmation:

» *Ich genieße die Kraft meines Körpers.* «

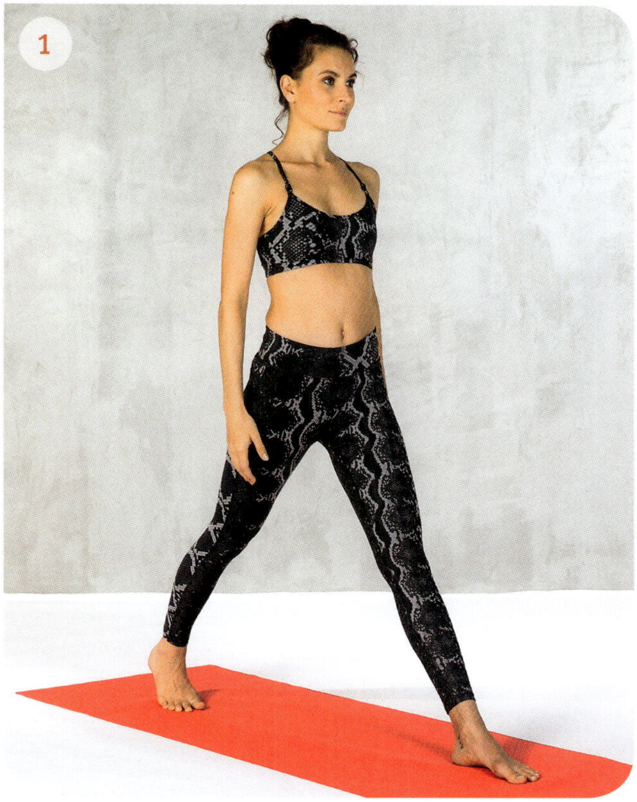
1

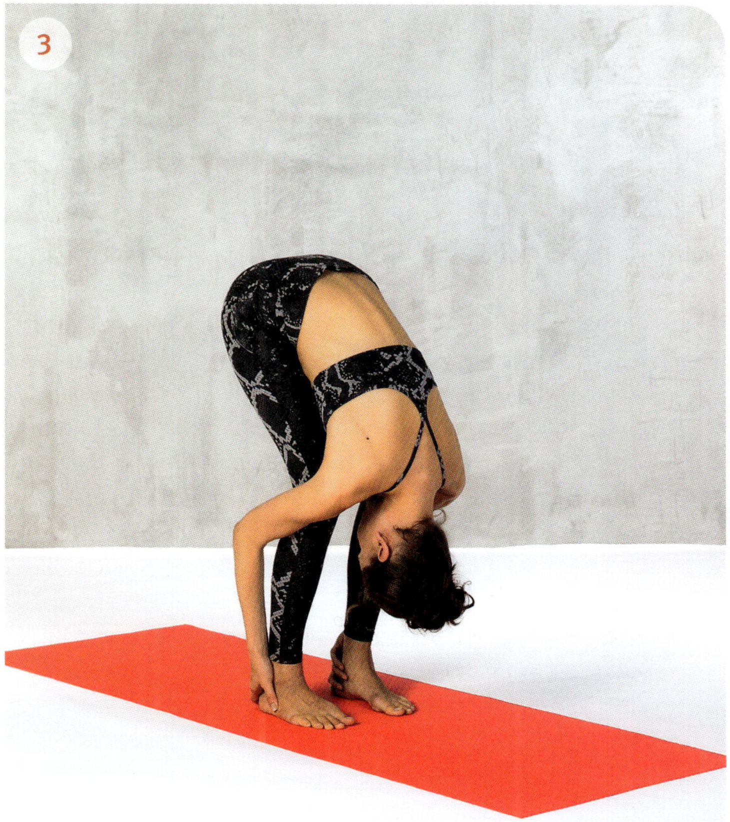
3

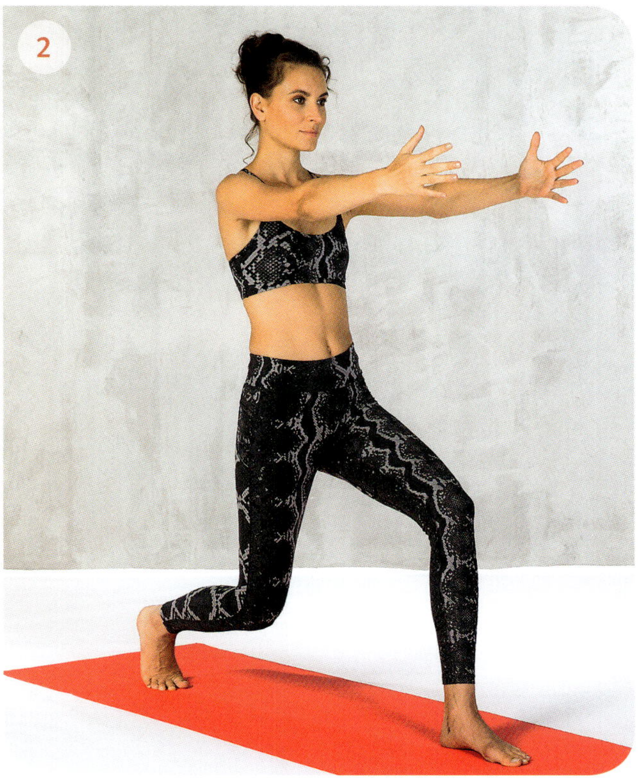
2

Halbmond

- Sie sind im Vierfüßlerstand auf der Matte.

- Führen Sie das rechte Bein nach vorne und stellen Sie den Fuß innen neben die rechte Hand. Achten Sie darauf, dass das rechte Knie über dem Fußgelenk ausgerichtet ist. Strecken Sie das linke Bein nach hinten aus und lassen Sie den Fußrücken in die Matte sinken.

- Verweilen Sie für einige Atemzüge in dieser Position, um sich mit der Weite und Dehnung im Becken vertraut zu machen. Versuchen Sie, mit jeder Ausatmung noch mehr in die Dehnung zu gehen.

- Lösen Sie dann die Hände von der Matte und schwingen Sie die gestreckten Arme in einer weiten, freien Bewegung über vorne nach oben. Um eine Enge und Spannung in den Schultern zu vermeiden, können Sie alternativ die Arme über die Seiten anheben, die Hände zeigen zueinander. Der Blick ist nach vorne oben ausgerichtet, Ihr Nacken bleibt weich und entspannt.

- Um die Stabilität in der Übung zu halten und die Balance zu wahren, lassen Sie Ihr Becken mit jeder Ausatmung tiefer nach unten sinken.

- Sobald Sie sicher stehen, schieben Sie die vordere Ferse in die Matte, dadurch entlasten Sie das hintere Knie.

- Verweilen Sie für einige Atemzüge und wechseln Sie dann die Seite.

Tipp: Der untere Rücken befindet sich in einer leichten Rückbeuge, schaffen Sie hier bewusst Länge, um Verletzungen vorzubeugen. Brust- und Herzraum sind gewölbt und nach vorne offen. Je stabiler Sie im unteren Teil des Körpers sind, umso mehr können Sie den Oberkörper öffnen und in die Dehnung gehen. Gehen Sie nicht über Ihre Grenzen, lösen Sie die Übung frühzeitig auf und schaffen Sie Ausgleich in der »Katze« (Seite 43).

Mögliche Affirmation:

» *Ich bin stabil, offen und weit.* «

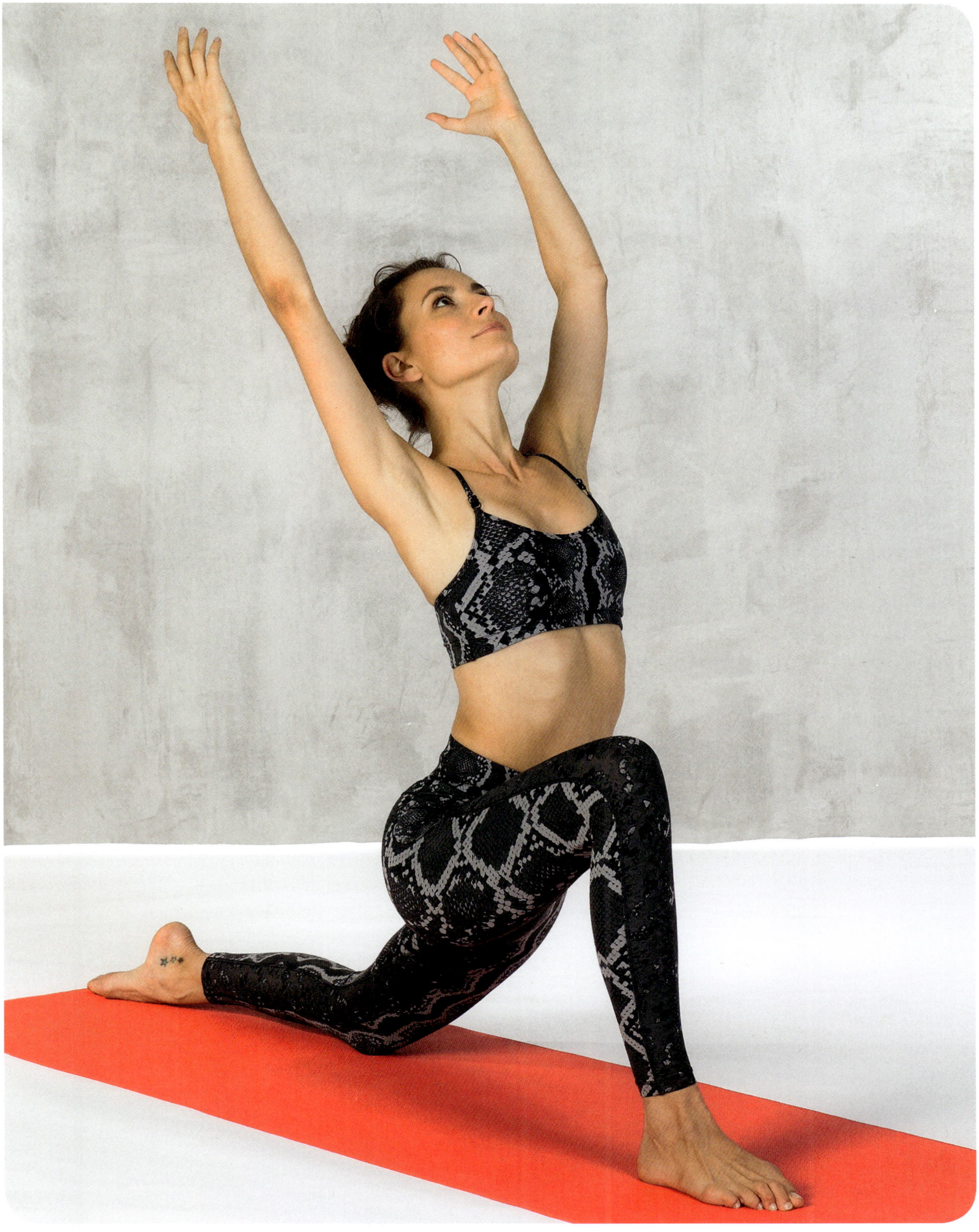

Offener Venus-Winkel

- Sie beginnen die Übung im Langsitz, gerne zur Unterstützung auf einer gefalteten Decke. Achten Sie darauf, dass Sie auf den Sitzbeinhöckern sitzen, das Becken gerade aufgerichtet ist und nicht nach hinten kippt.

- Halten Sie die Länge im linken Bein, winkeln Sie das rechte Bein an und legen Sie die rechte Fußsohle an der Innenseite des linken Beins, nah am Becken ab. Sollte das rechte angewinkelte Bein nicht auf der Matte abgelegt werden können, unterstützen Sie es mit einem Klotz oder einem Kissen, geben Sie dem Bein immer wieder den Impuls nach unten und hinten. Halten Sie das linke Bein aktiv gestreckt, Sie verhindern, dass es sich nach außen dreht, die Kniescheibe bleibt nach oben ausgerichtet.

- Der Oberkörper weist zum linken Bein, kippen Sie nun das Becken mit langem Oberkörper nach vorne. Achten Sie darauf, dass die Bewegung aus dem Becken kommt, nicht aus dem Rücken, nehmen Sie den Unterschied wahr.

- In geschmeidigen Bewegungen richten Sie immer wieder einatmend den Oberkörper auf, schaffen Länge im Rücken und Weite in der Körpervorderseite und ausatmend fließen Sie nach vorne und nach unten. Die Arme sind leicht gestreckt und unterstützen den Oberkörper dabei, in die Dehnung zu kommen.

- Wenn es möglich ist, umfassen Sie mit ihren Händen den linken Fuß, alternativ das Bein. Der Blick geht zu den Zehen, achten Sie darauf, dass der Nacken weich bleibt. Stellen Sie sich vor, dass Sie ihren Bauchnabel zum Knie bewegen und das Brustbein zu den Füßen.

- Üben Sie jede Seite und gleichen Sie danach die Übung mit dem »Tisch« (Seite 66) oder der »Schiefen Ebene« (Seite 66) aus.

Tipp: Sie kommen in dieser Übung nie an. In sanfter Dynamik finden Sie immer tiefer in die Dehnung hinein. Gerne können Sie in einer Position für einige Atemzüge innehalten, sich mit der momentanen Dehnung vertraut machen und dann wieder weiter, tiefer, weiter, tiefer. Verlangsamen Sie den Atemvorgang und nehmen Sie wahr, wie die Übung das ganze System beruhigt. Spüren Sie immer wieder in den unteren Rücken hinein, damit hier keine Überlastung stattfindet, und erneuern Sie immer wieder die Erdung der Sitzbeinhöcker.

Mögliche Affirmation:

» *Ich vertraue mich dem Fluss des Lebens an.* «

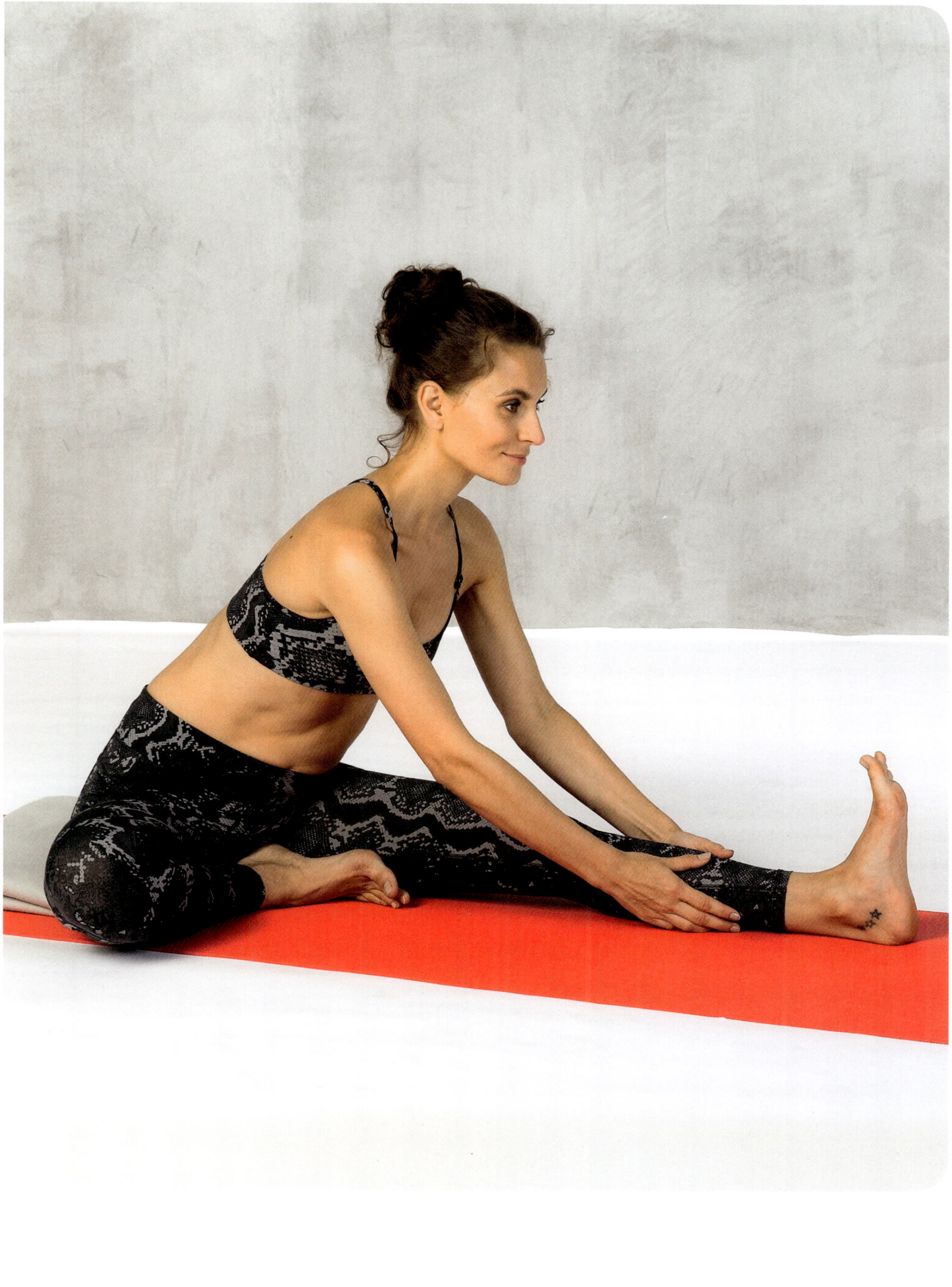

Geschlossener Venus-Winkel

- Beginnen Sie die Übung im Langsitz: Die Beine sind lang und gerade nach vorne gestreckt, die Fersen schieben vom Körper weg und die Zehen ziehen zu den Schienbeinen. Aktivieren Sie die Oberschenkelmuskulatur leicht. Das Becken ist aufgerichtet; verbinden Sie Ihre Sitzbeinhöcker mit der Matte und versuchen Sie während der gesamten Übung, diese Verbindung aktiv zu halten.

- Drücken Sie Ihre Handflächen in die Matte und richten Sie dadurch den Oberkörper auf. Nehmen Sie nun diese Länge im ganzen Körper für einige Atemzüge wahr.

- Kommen Sie nun in die Vorwärtsbeuge, indem Sie Ihre Hände von der Matte lösen, kippen Sie Ihr Becken mit einer Ausatmung nach vorne und gehen Sie mit Ihrem Oberkörper in diese Vorbeuge hinein. Achten Sie darauf, Ihren Rücken lang und gestreckt zu lassen. Lassen Sie sich Zeit, um behutsam Stück für Stück in die Übung zu kommen.

- Schaffen Sie mit jeder Einatmung etwas mehr Länge im Kreuz und mit jeder Ausatmung intensivieren Sie die Vorbeuge.

- Fassen Sie nun mit den Händen ihre Fußaußenkanten, alternativ die Beine. Ziehen Sie Ihre Ellenbogen nach außen, dadurch führen Sie den Oberkörper weiter Richtung Ihrer Beine nach vorne unten.

- Gleichen Sie die Übung mit dem »Tisch« (Seite 66) oder der »Schiefen Ebene« (Seite 66) aus.

Tipp: Sollte dieser aufrechte Sitz nicht möglich oder zu anstrengend sein, setzen Sie sich auf eine gefaltete Decke. Unter Umständen fällt Ihnen die Übung leichter, wenn Sie einen Gurt benutzen. Legen Sie den Gurt um die Fußballen, halten Sie ihn so, dass Ihre Hände nach oben ausgerichtet sind. Die Ellbogen ziehen nach rechts und links außen. So können Sie sich Atemzug um Atemzug tiefer in die Übung hineinarbeiten, achten Sie aber unbedingt darauf, dass der Schulter-Nacken-Bereich spannungsfrei und gelöst und die Wirbelsäule lang bleibt. Schieben Sie die Sitzbeinhöcker zur Erde und das Brustbein nach vorne und nehmen Sie die Weite zwischen den Wirbelkörpern wahr.
Sollte die Übung mit gestreckten Beinen zu intensiv sein, winkeln Sie die Beine leicht an.

Mögliche Affirmation:

» *Ich lasse Altes los und habe zwei Hände frei.* «

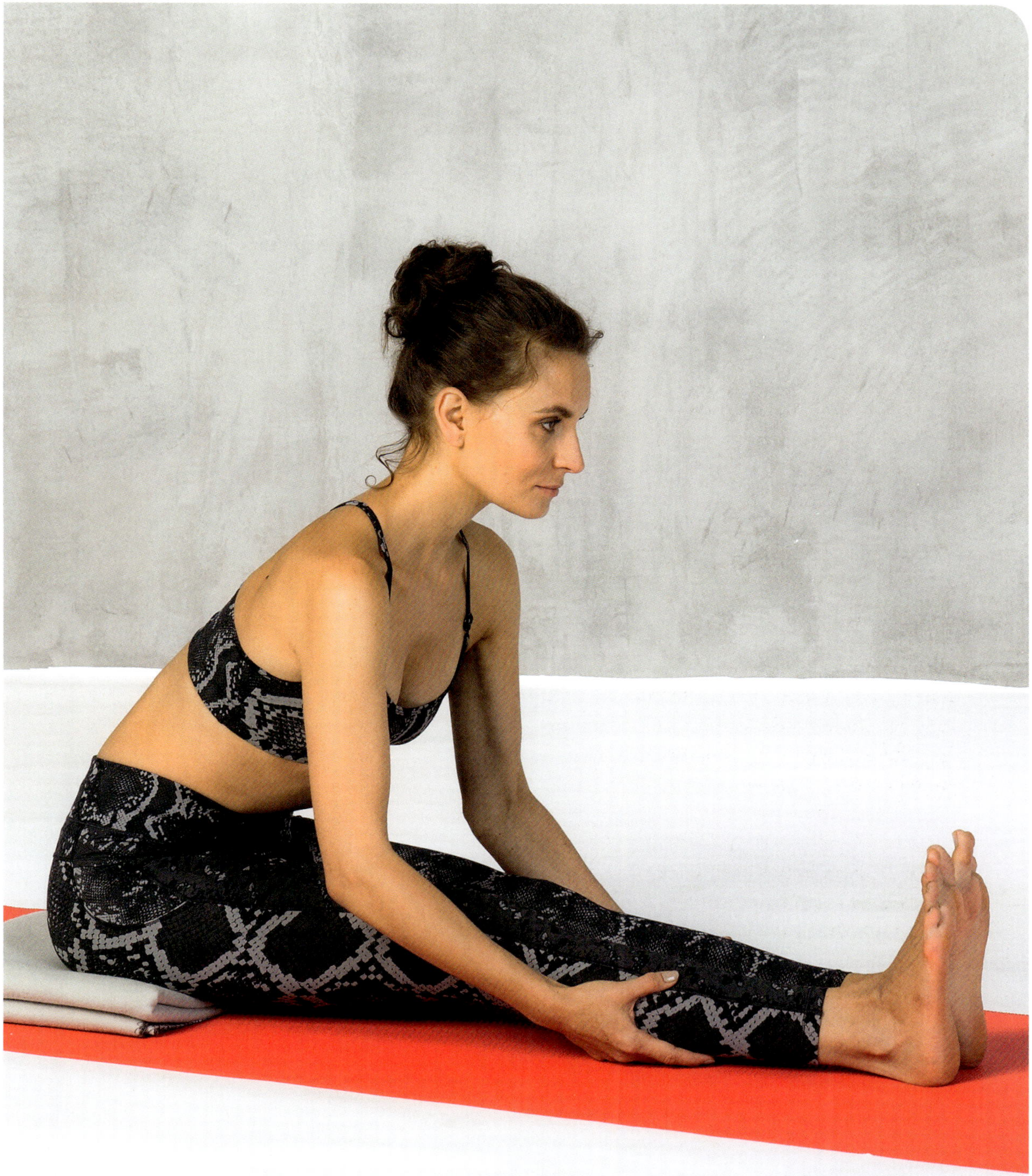

Tisch

Ausgleichsübung für die Venus-Winkel-Übungen

- Auf der Matte sitzend winkeln Sie die Beine an und stellen die Füße hüftbreit auf. Die Handgelenke sind unter den Schultern, die Fingen zeigen nach hinten. Schieben Sie sich mit den Handballen aus der Matte heraus, heben Sie das Brustbein nach vorne oben an, machen Sie den Hals lang und richten Sie den Blick leicht nach oben. Bewegen Sie die Schulterblätter hinten aufeinander zu, diese Enge im Rücken schafft zusätzlich Weite in der Brust.
- Lösen Sie mit einer Ausatmung Becken und Gesäß von der Matte und heben Sie sie an, auf gleiche Höhe wie die Knie. Halten Sie die Körpervorderseite und die Beine für einige kraftvolle Atemzüge in einer Ebene, achten Sie darauf, dass die Knie stabil hüftbreit bleiben und nicht nach außen wegfallen und dass sie über den Fußgelenken ausgerichtet sind. Lassen Sie die Zehen entspannt auf der Matte ruhen. Damit der Hals nicht überstreckt wird, ist Ihr Blick nach oben gerichtet. (1)
- Mit einer Einatmung kommen Sie aus der Übung heraus und lassen dann mit einer Ausatmung den Oberkörper entspannt nach vorne unten sinken, die Beine werden dabei lang.

Tipp: Nach den Venus-Winkel-Übungen wirkt der Tisch anregend und vitalisierend. Achten Sie unbedingt darauf, den Hals nicht zu überstrecken, um die Halswirbelsäule zu schützen. Die Übung wirkt kräftigend auf die Schultern, Arme und Handgelenke. Halten Sie die Übung anfangs nur kurz und steigern Sie die Verweildauer allmählich. Der Tisch ist die sanftere Variante der Ausgleichsübung »Schiefe Ebene« (Seite 66).

Schiefe Ebene

Ausgleichsübung für die Venus-Winkel-Übungen

- Sie sitzen auf der Matte, die Beine sind hüftbreit ausgestreckt. Drücken Sie die Fersen in die Matte und ziehen Sie die die Zehen weg vom Körper, sodass eine sanfte Dehnung in den Fußrücken und in den Schienbeinen entsteht.
- Die Hände liegen so auf der Matte, dass sich die Handgelenke unter den Schultern befinden und die Finger nach hinten zeigen. Ihr Blick ist nach oben gerichtet, der Hals sanft gestreckt, der Nacken bleibt weich, die Zähne berühren sich leicht.
- Heben Sie nun aktiv das Brustbein nach vorne oben an, schieben Sie die Schulterblätter aufeinander zu und lösen Sie mit einer Ausatmung Becken und Gesäß von der Matte, bis sich der ganze Körper in einer schiefen Ebene befindet.
- Schieben Sie in dieser Dehnung aktiv die Zehenspitzen nach vorne unten und die Kopfkrone nach hinten oben und nehmen Sie wahr, wie dadurch die Körpervorderseite noch intensiver gestreckt wird. (2)
- Sie kommen aus der Übung heraus, indem Sie Ihr Becken und Ihr Gesäß nach unten absenken und auf der Matte ankommen. Halten Sie die Weite und die Öffnung im Brustkorb noch für einige Atemzüge, bevor Sie dann den Oberkörper entspannt nach vorne unten sinken lassen.
- Achten Sie darauf, Ihren Hals nicht zu überstrecken, damit kein Druck im Nacken entsteht.

Tipp: Um in die schiefe Ebene zu kommen und sie sicher halten zu können, brauchen Sie einen Anfangsimpuls und Entschlossenheit. Spüren Sie die Dynamik und die Spannkraft in dieser Übung.

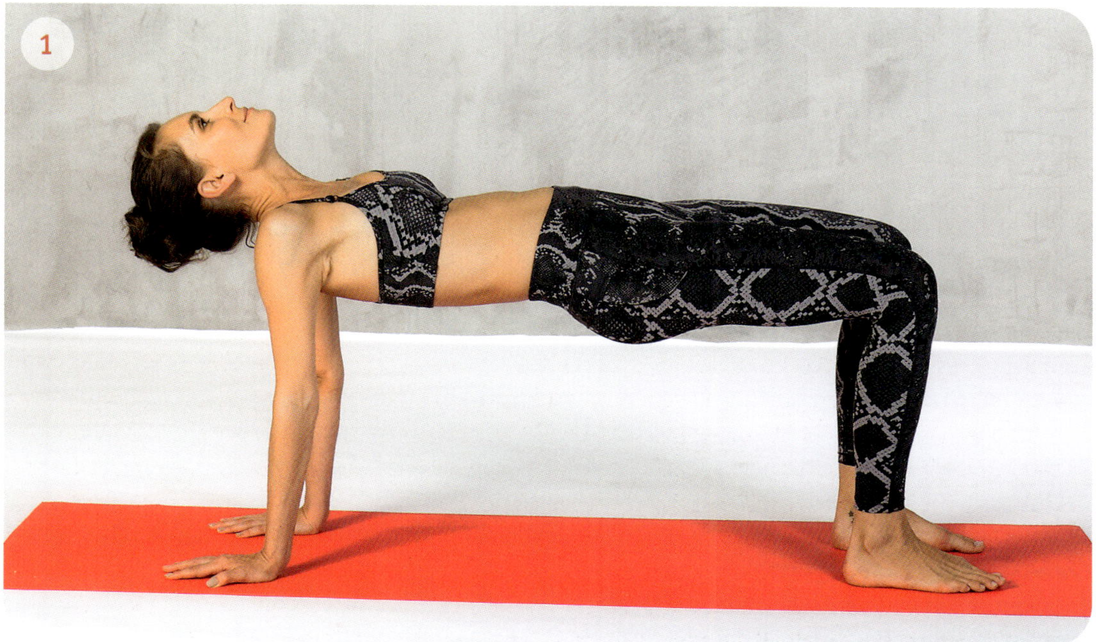
1

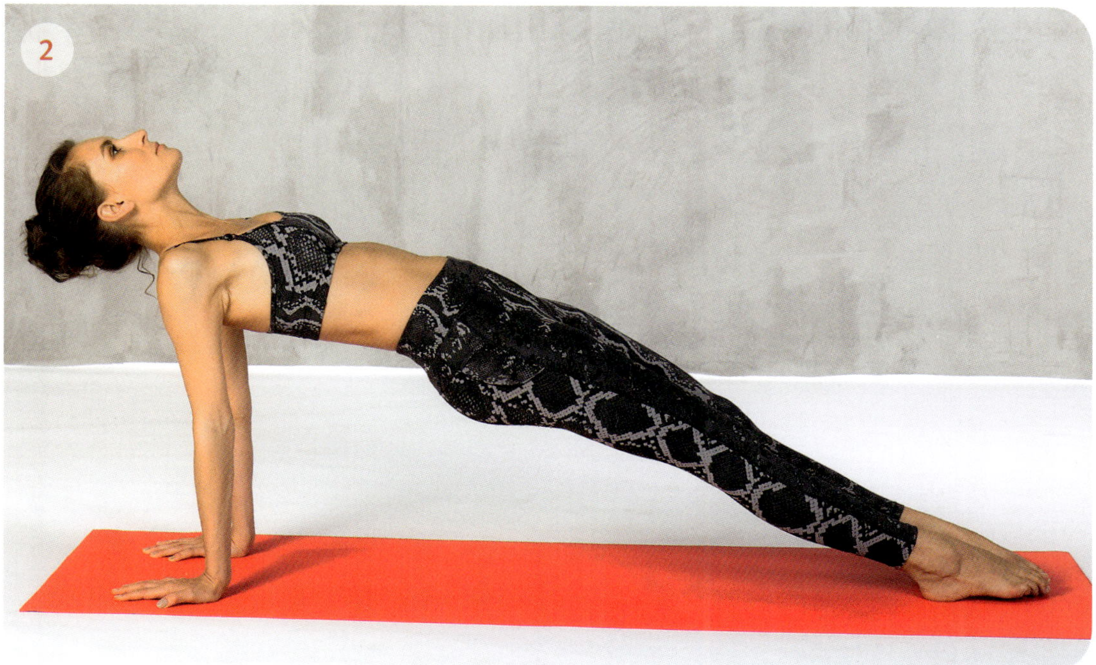
2

Drehende Venus

- Sie sitzen auf einer gefalteten Decke oder einem Kissen im Langsitz, die Beine sind nach vorne ausgestreckt.

- Winkeln Sie nun das rechte Bein an und stellen Sie den rechten Fuß außen, neben dem linken Knie ab. Strecken Sie das linke Bein aus, sodass die Ferse auf der Matte liegt, die Kniescheibe nach oben zeigt. Alternativ winkeln Sie das linke Bein nach innen ab, die linke Ferse liegt dann am rechten Sitzbeinknochen. Nehmen Sie diese Position nur dann ein, wenn Sie keine Spannung in den Knien spüren und beide Sitzknochen mit der Matte in Kontakt bleiben können.

- Erden Sie sich ausatmend mit der Beckenbasis auf der Decke, aktivieren Sie Ihre Beckenbodenmuskulatur und spüren Sie den Aufrichteimpuls, der dadurch im Becken entsteht.

- Einatmend richten Sie den Oberkörper von unten nach oben auf und strecken dabei den linken Arm über vorne nach oben aus. Mit der nächsten Ausatmung drehen Sie den Oberkörper zur rechten Seite. Legen Sie den linken Unterarm, die Hand und die Finger außen am rechten Oberschenkel ab. Sollte diese Drehung zu intensiv sein, legen Sie die linke Hand am rechten Knie außen an.

- Ziehen Sie mit einer Ausatmung die rechte Schulter nach hinten unten und setzen Sie dann die rechte Hand hinter sich auf der Matte ab. Über die hintere Hand schaffen Sie sich tiefer in die Drehung hinein, ohne sich auf ihr abzustützen. Beide Schultern sind in der gleichen Höhe und entspannt. Geben Sie Ihren Blick mit in die Drehung hinein, jedoch nur so weit, wie es Ihnen guttut. Achten Sie darauf, den Hals nicht zu überstrecken, im Zweifel lassen Sie Ihr Gesicht über dem Brustbein ausgerichtet.

- Verweilen Sie für einige Atemzüge in der Stille und erforschen Sie, wo Sie die Drehung spüren und wo sie am intensivsten ist. Sind Sie in der Lage, sich nach einigen Atemzügen in der Statik noch etwas weiter zu drehen? Werden Sie still und werden Sie zum Beobachter, wie fühlt sich die Übung an?

- Lösen Sie die Drehung dann auf und drehen Sie sich auf dieselbe Weise zur anderen Körperseite.

Tipp: Achten Sie darauf, dass die Beckenbasis stabil auf der Unterlage bleibt und nicht mitdreht. Nehmen Sie wahr, dass Sie sich aus dieser stabilen Basis heraus tief drehen können. Sie können sich wenden, mutig die Blickrichtung ändern, da Sie die Gewissheit haben, tief mit der Erdkraft verbunden zu sein.

Atmung in der Übung

Sie sind in der Statik angekommen und lenken die Ausatmung über die rechte Schulter diagonal den Rücken hinab und lassen die Atemenergie im linken Sitzknochen ankommen.

Die »drehende Venus« ist eine neutralisierende Übung und kann gut nach den Ausgleichsübungen Tisch oder schiefe Ebene geübt werden (Seite 66).

Mögliche Affirmation:

» *In der Ruhe liegt die Kraft.* «

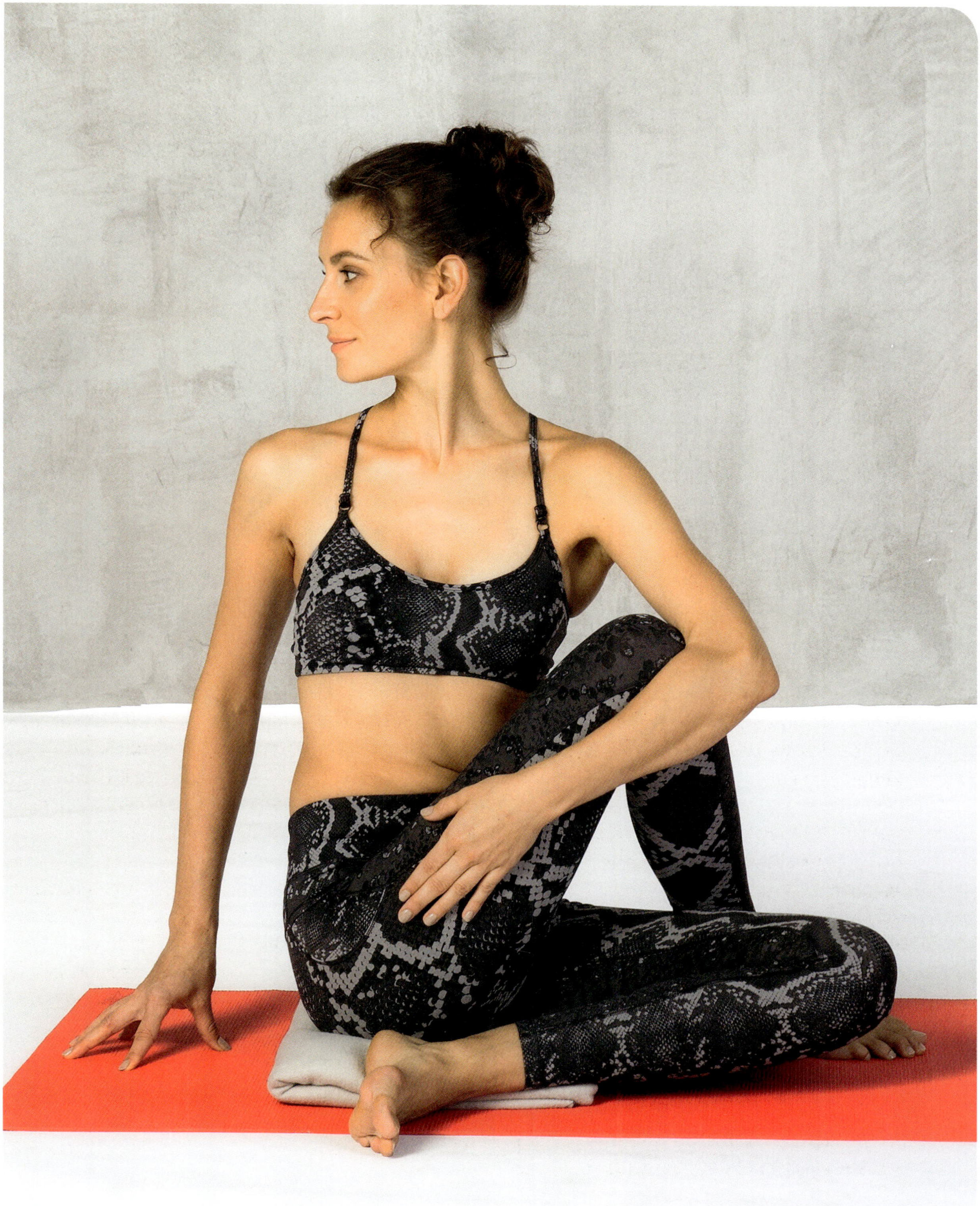

Hingebungsvolle Venus

- Beginnend im Vierfüßlerstand, lassen Sie Ihr Becken kreisen, dehnen die Flanken und räkeln die Schultern – Sie geben den Körper der Bewegung hin, damit Sie in der »hingebungsvollen Venus« ruhig und still werden können.

- Führen Sie das rechte Knie nach vorne, neben die rechte Hand und legen sie es dort ab. Bewegen Sie nun den rechten Unterschenkel etwas nach links, sodass die rechte Wade an der rechten Oberschenkelinnenseite liegt. (1)

- Strecken Sie das linke Bein lang nach hinten aus und lassen Sie Ihren Fußrücken in die Matte fließen, oder stellen die Ihre Zehen auf. Geben Sie im Becken nach, genießen Sie die Weite im Beckenraum. Lassen Sie sich Zeit, um behutsam in die Dehnung zu gelangen, ggf. legen Sie ein Kissen zur Unterstützung unter die rechte Gesäßhälfte, damit Sie nicht zur Seite kippen. Die Fingerspitzen berühren die Matte und geben ebenfalls Stabilität.

- Ziehen Sie sich aktiv mit den Fingerspitzen nach vorne, nehmen Sie die Länge in den Armen und die Weite in den Achselhöhlen wahr und richten Sie den Blick nach unten zur Matte, um im Nacken weich sein zu können. (2)

- Verweilen Sie für einige Atemzüge in dieser Position, und legen Sie Ihre Arme dann verschränkt vor Ihrem Oberkörper ab, sodass die Hände jeweils die Ellbogen der anderen Seite berühren können. Ihre Stirn ruht auf den Unterarmen.

- Führen Sie die Übung auch zur anderen Seite aus und gleichen Sie die Übung so aus, wie Sie sie begonnen haben. Räkeln Sie sich im Vierfüßlerstand und lassen Sie die Bewegungen, nach denen der Körper verlangt, kommen und gehen.

Atmung in der Übung

Atmen Sie ruhig und tief durch die Nase in den Bauch hinein, leiten Sie die Ausatmung ein, indem Sie den Bauchnabel leicht nach innen ziehen, und nehmen Sie wahr, wie die verbrauchte Luft von unten nach oben gelangt und durch die Nase den Körper verlässt. Nach Abschluss der Ausatmung lassen Sie die Muskeln im Bauchraum wieder locker und atmen Sie dann erneut aktiv über die Nase ein. Ein- und Ausatmung sind vollkommen gleichberechtigt, beobachten Sie bewusst den gesamten Atemvorgang.

Mögliche Affirmation:

» *Ich bin offen für die Wahrnehmung meiner tiefen Bedürfnisse.* «

1

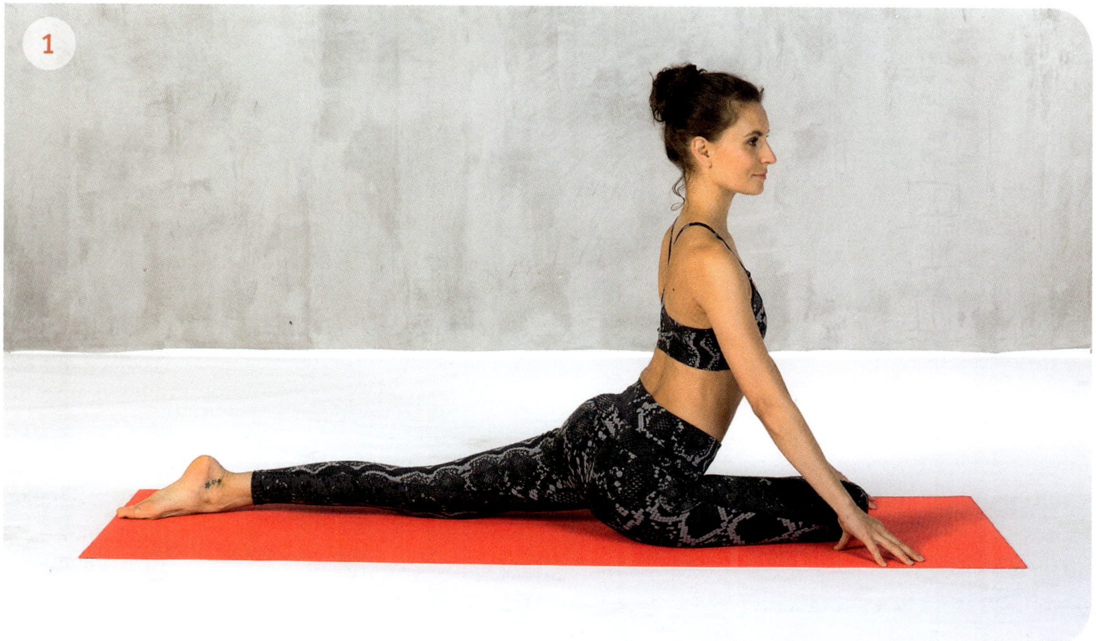

2

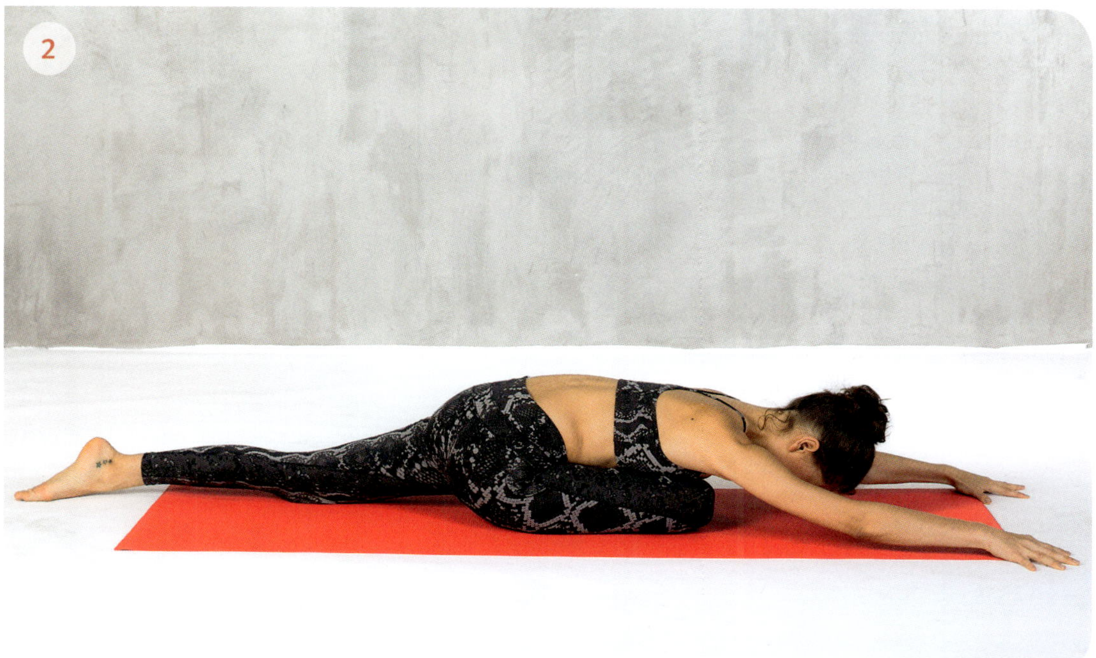

Krokodil

- Sie liegen auf dem Rücken auf der Matte, die Beine sind angewinkelt, die Füße hüftbreit aufgestellt, die Arme in Schulterhöhe nach rechts und links ausgestreckt, die Handflächen zeigen wahlweise nach oben oder nach unten.

- Lassen Sie nun mit einer Ausatmung beide angewinkelten Beine zur linken Seite fließen, während sich der Blick zur rechten Seite richtet. (1)

- Kommen Sie mit der nächsten Einatmung mit den Beinen und dem Blick zurück zur Mitte und mit der kommenden Ausatmung neigen sich die Beine nach rechts und der Blick geht nach links. Fahren Sie so in Ihrem Atemrhythmus fort.

Tipp: Gestalten Sie die Übergänge sanft und bleiben Sie in der Bewegung geschmeidig. Bevor Sie die Übung abschließen, verweilen Sie auf jeder Seite für einige Atemzüge bewusst in der Statik. Erforschen Sie: Wo ist die Dehnung am intensivsten? Wo die Öffnung des Körpers am weitesten? Spüren Sie eine Drehung in der Wirbelsäule? Wo kommt die Atmung an?

Variante 1

- Die Ausgangsposition ist wie oben, jedoch stehen Ihre Füße nicht auf der Matte, sondern die Beine sind in einem rechten Winkel angehoben, sodass die Unterschenkel parallel zum Boden in der Luft sind. Nun legen Sie die Beine im Wechsel nach rechts und links ab, halten Sie immer die rechtwinklige Position.
- Spüren Sie beide Schultern in der Matte verankert und sinken Sie mit jeder Ausatmung mit den Schulterblättern mehr in die Matte.

Tipp: Sollten sich die Schulterblätter von der Matte lösen, legen Sie Ihre Beine auf einer Erhöhung (Kissen/Block) ab.

Variante 2

- Auch hier beginnen Sie wie in der Eingangsübung, allerdings ist das linke Bein lang ausgestreckt, das rechte Bein angewinkelt und die rechte Fußsohle liegt ohne Gewicht auf dem linken Knie.
- Führen Sie nun mit der linken Hand das rechte angewinkelte Bein nach links und kippen Sie mit dem ganzen Körper auf die linke Seite.
- Dabei löst sich das rechte Schulterblatt von der Matte. Legen Sie die rechte Hand an die rechte Schulter und beschreiben Sie über den Ellbogen weite kreisende Bewegungen. (2)

Mögliche Affirmation:

» *Mein Körper bewegt sich geschmeidig mit meinem Atemfluss.* «

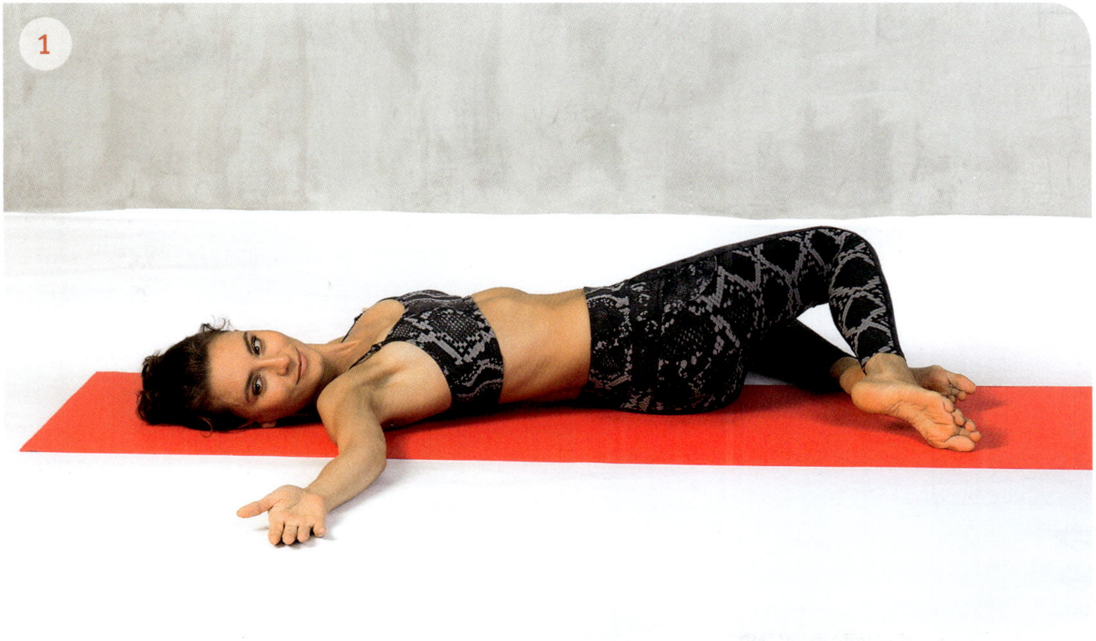
1

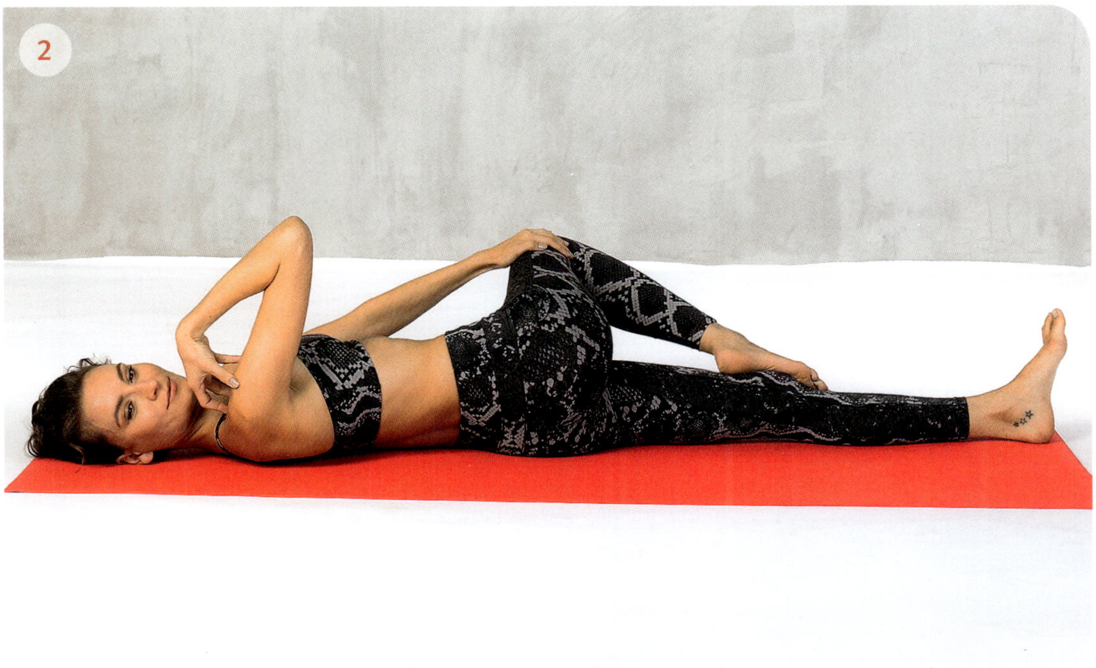
2

Umgekehrte Venus

● Sie sind in der Rückenlage und haben eine gefaltete Decke unter dem Schulterbereich. Die Arme liegen am Körper, die Handflächen zeigen nach unten.

● Winkeln Sie nun die Beine an und ziehen Sie die Knie in Richtung Bauch. Drücken Sie sich unter Einsatz der Bauchmuskulatur mit den Händen aus der Matte heraus. Gesäß, Becken, der untere Rücken und ein Teil des mittleren Rückens lösen sich von der Matte.

● Strecken Sie dann die Beine nach hinten (Richtung Kopf) und leicht nach oben aus. Lösen Sie nun die Hände von der Matte und stützen Sie den unteren Rücken. Achten Sie unbedingt darauf, dass der obere Teil des mittleren Rückens und die Schulterblätter mit der Matte in Kontakt bleiben. Der Nacken ist lang, nicht überstreckt, der Atem fließt gleichmäßig. (1)

● Kommen Sie nach einigen Atemzügen aus der Übung heraus, indem Sie Ihre Beine anwinkeln, die Knie in Richtung Gesicht ziehen und dann mit Hilfe der Hände über den runden Rücken abrollen. Spüren Sie der Übung einige Atemzüge in der Rückenlage nach.

● Die »umgekehrte Venus« entlastet den Beckenboden massiv, da durch die Umkehr des Körpers die Organe nicht im Becken lasten.

Tipp: Nehmen Sie die Enge im Hals bewusst wahr. Strecken Sie Ihre Beine über die Fersen kraftvoll, spannen Sie die Oberschenkelmuskulatur an. Seien Sie klar in dieser Haltung und spüren Sie immer wieder in den Nacken, um sich hier nicht zu verletzen; der Blick bleibt während der Übung nach oben gerichtet, drehen Sie Ihren Kopf nicht zur Seite. Wenn Sie sicher in der Übung angekommen sind, können Sie die Füße kreisen, um die Fußgelenke zu mobilisieren. Üben Sie anschließend den »Venus-Bogen« (Seite 76), um nach der Enge in die Weite zu kommen.

Variante 1

Sollten Sie nicht in der Lage sein, Becken und Gesäß anzuheben, legen Sie ein Kissen oder einen Block als Erhöhung unter Ihren Po. Die Beine sind zunächst angewinkelt und die Füße aufgestellt. Strecken Sie dann die Beine nach hinten (Richtung Kopf) und oben aus, lassen Sie die Arme locker am Körper, die Handflächen sind nach oben geöffnet, die Schultern fließen in die Matte hinein, die Kiefergelenke sind gelöst. (2)

Alternative Beinpositionen:

- Beine grätschen und wieder schließen – kommen Sie in einen Bewegungsfluss.
- Beine gestreckt halten, die Füße strecken und beugen – Sie aktivieren so die Venenpumpe.
- Beine anwinkeln, die Knie zeigen nach außen, die Fußsohlen liegen aneinander. Führen Sie die Fersen in Richtung Becken und strecken Sie die Beine dann wieder – lassen Sie fließende Bewegungen zu.

Variante 2

Sie liegen auch hier auf dem Rücken, das Gesäß ist auf einem Kissen abgelegt und so nah wie möglich an der Wand positioniert. Die gestreckten und gegrätschten Beine liegen an der Wand.

Mögliche Affirmation:

» *Jeder Atemzug gibt mir neue Energie.* «

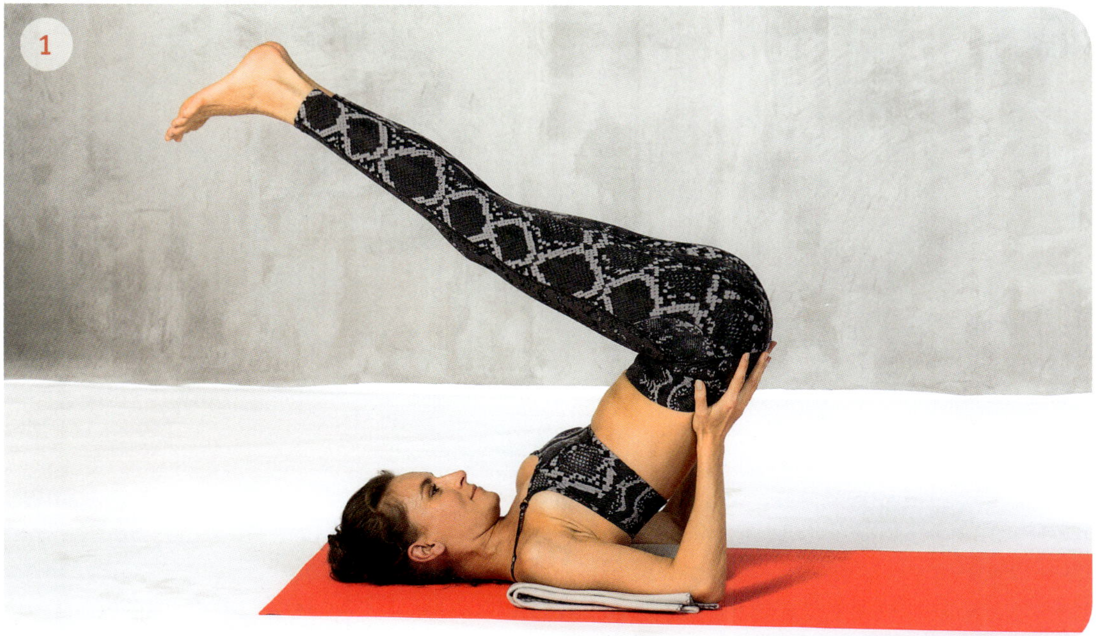
1

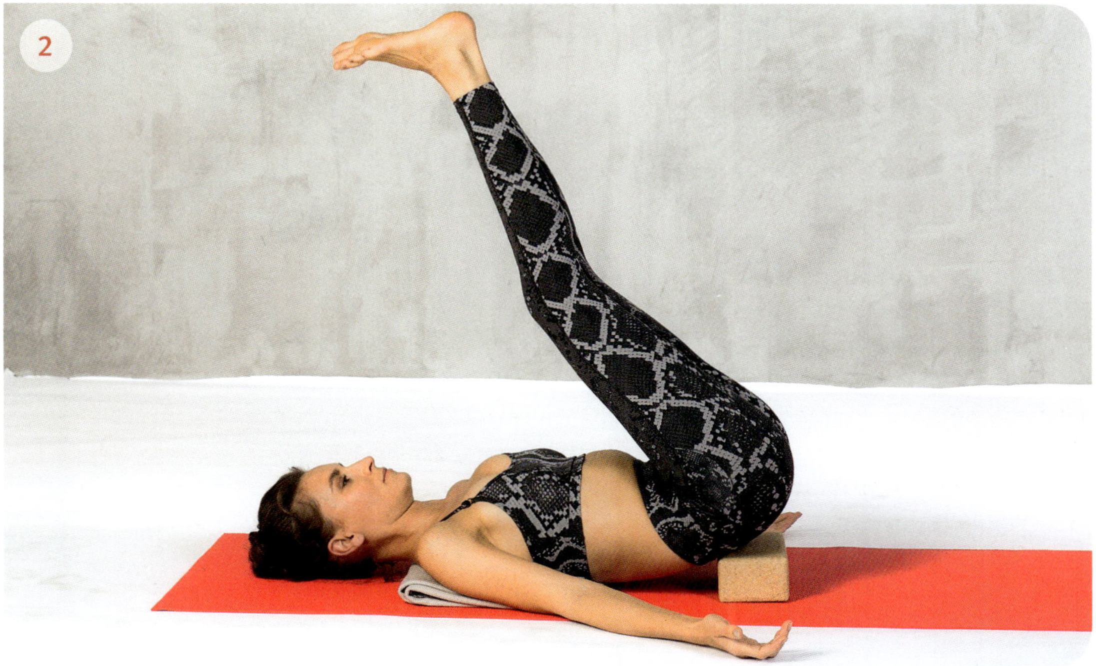
2

Venus-Bogen

Ausgleichsübung zur »umgekehrten Venus«

- Sie liegen in der Rückenlage, die Beine sind lang und locker, die Füße spannungsfrei.
- Bringen Sie die gestreckten Arme dicht zusammen unter den Körper, führen Sie Ellbogen und Schulterblätter so eng wie möglich zueinander.
- Richten Sie nun aktiv den Oberkörper auf, indem Sie sich mit den Händen, Unterarmen und Ellbogen aus der Matte herausheben: Das Brustbein strebt nach oben, der untere Rücken ist in einer Rückbeuge, der Blick geht achtsam nach hinten unten. Versuchen Sie, den Kontakt mit der Kopfkrone auf der Matte zu halten, ohne dass Sie Gewicht abgeben. (1)
- Bevor Sie die Übung auflösen, führen Sie Ihr Kinn zur Brust, sodass der Nacken lang wird, nehmen Sie behutsam die Dynamik aus dem Brustraum und lassen Sie den Oberkörper auf die Matte fließen. Nehmen Sie wahr, wie wieder Weite in den Schulterblättern entsteht.
- Genießen Sie die Weite im Brustraum, nach der Enge, die in der »umgekehrten Venus« (Seite 74) entstanden ist.
- Gleichen Sie die Übung aus, indem Sie sich klein zusammenkugeln. Fassen Sie mit den Händen die Schienbeine, der Rücken ist rund, führen Sie das Kinn zur Brust, der Nacken wird lang.

Tipp: Erleben Sie die aktive Weite und Öffnung im oberen Teil des Körpers, die Dynamik – und lassen Sie immer wieder und ganz bewusst den unteren Teil des Körpers spannungsfrei, völlig passiv.

Mögliche Affirmation:

» *Ich öffne mich für die Schönheit des Lebens.* «

Tiefe Hocke

- Sie stehen auf der Matte, die Beine sind leicht gegrätscht, die Fußspitzen zeigen nach vorne, evtl. auch etwas nach außen.

- Beugen Sie nun mit einer Ausatmung die Knie, kippen Sie Ihr Becken leicht nach vorne und kommen Sie in einer tiefen Hocke an. Achten Sie darauf, dass der Rücken während der Übung lang und spannungsfrei bleibt.

- Legen Sie die Hände vor der Brust aneinander, die Finger sind weit aufgefächert, die Fingerspitzen zeigen nach oben, die Arme sind angewinkelt. Drücken Sie mit den Ellbogen gegen die Innenseiten der Knie und lassen Sie die Weite im Becken zu. (2)

Tipp: Verlagern Sie Ihr Gewicht nach vorne, um zu verhindern, dass Sie nach hinten umfallen. Möglicherweise haben Sie nicht mit den ganzen Fußsohlen einen festen Stand auf der Matte, stellen Sie dann die Fersen auf einer gefalteten Decke ab. Schaffen Sie größtmöglichen Abstand zwischen Ohren und Schultern und lassen Sie Ihre Schulterblätter etwas nach unten fließen.
Die Kiefergelenke sind reflektorisch mit dem Beckenraum verbunden. Achten Sie daher darauf, dass das Gesicht frei von Spannung und dass insbesondere der Mundraum gelöst ist.

Mögliche Affirmation:

» *Ich bin geerdet und in meiner Mitte.* «

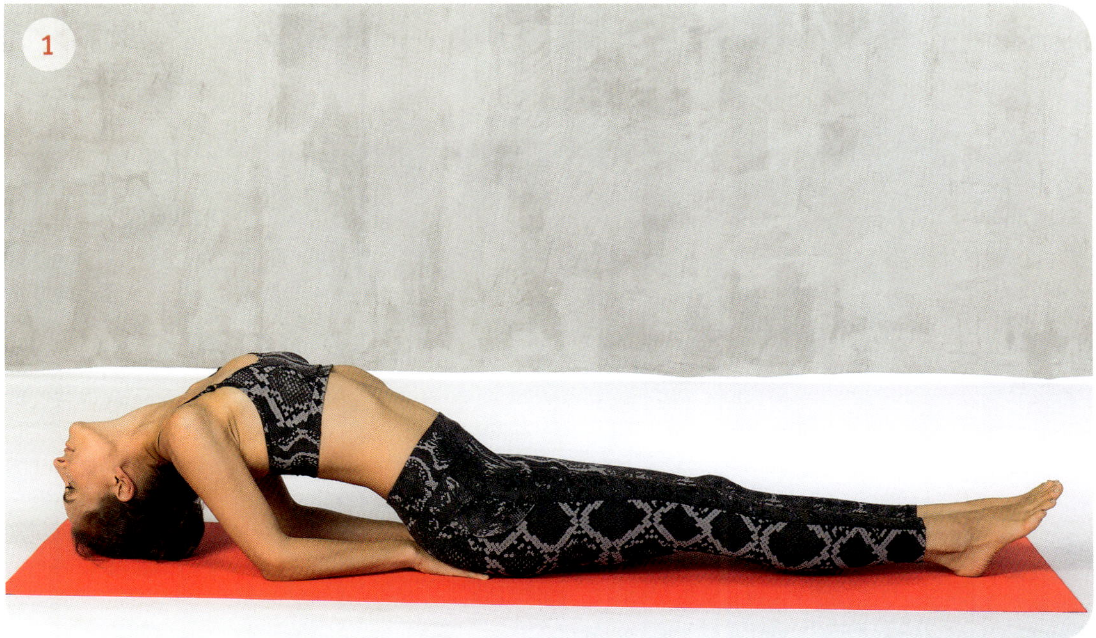
1

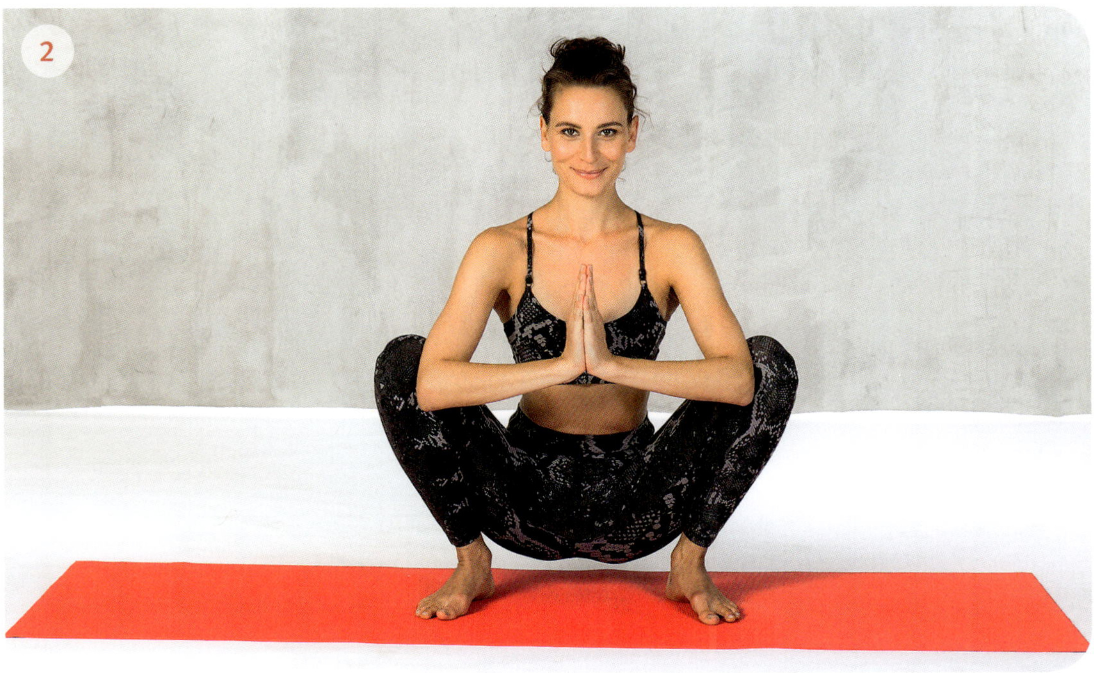
2

Venus-Spange

- Sie liegen in Bauchlage auf der Matte, die Beine sind leicht gegrätscht. Lassen Sie die Fußrücken in die Matte fließen.

- Ihre Arme sind vor dem Kopf verschränkt, sodass die Hände den jeweils anderen Ellbogen fassen, legen Sie die Stirn locker auf den Unterarmen ab, der Nacken bleibt weich.

- Schmiegen Sie die Leisten und das Schambein in die Unterlage und aktivieren Sie sanft die Beckenbodenmuskulatur. Versuchen Sie, das rechte gestreckte Bein aus dem Becken heraus noch weiter in die Länge zu ziehen. Heben Sie nun mit der Ausatmung das gestreckte Bein nach oben. Wenn Sie das linke Knie in die Matte drücken, kommen Sie vielleicht mit dem rechten Bein noch etwas höher. (1)

- Verweilen Sie für einige Atemzüge in der Statik und legen Sie das Bein dann mit einer Einatmung wieder auf der Matte ab. Wechseln sie nach einigen Malen die Seite.

- Lassen Sie abschließend Ihre Fersen locker nach außen fallen, die großen Zehen zeigen zueinander; nehmen Sie Weite im unteren Rücken wahr und lenken Sie die Atmung in den Beckenraum hinein.

- Gleichen Sie, nachdem Sie die Übung auf beiden Seiten praktiziert haben, die Venus-Spange mit der »Katze« (Seite 43) aus, lassen Sie danach das Becken auskreisen (Seite 83) und spüren Sie in der »Stille der Venus« (Seite 50) nach.

Tipp: Die Übung kräftigt die Gesäßmuskulatur, die Muskeln in den Oberschenkelrückseiten und stärkt den unteren Rücken, Sie werden diese Körperregionen spüren. Lenken Sie Ihren Atem dorthin, wo Sie die Übung am intensivsten wahrnehmen.

Variante

- Nun werden die Arme aktiv mit einbezogen. Der rechte Arm ruht angewinkelt auf der Matte, während der linke auf der Matte nach vorne ausgestreckt ist. Heben Sie dann das rechte gestreckte Bein an (wie oben beschrieben).
- Dann heben Sie sich mit dem rechten angewinkelten Arm aus der Matte heraus und heben den gesamten Oberkörper und den linken Arm an.
- Ihr Blick ist entweder auf die rechte Hand gerichtet, dann ist der Nacken lang und entspannt, oder Sie lenken den Blick etwas vor Ihre rechte Hand. Spüren Sie dann eine sanfte Länge im Hals, achten Sie hier aber darauf, dass der Nacken weich bleibt und nicht verspannt. (2)
- Wechseln Sie auch hier nach einige Malen die Seite.

Tipp: Das Becken ist auf beiden Seiten gleichermaßen auf der Matte spürbar; nehmen Sie wahr, dass die Übung aus der Mitte Ihres Körpers heraus entspringt. Kommen Sie mit der Spannkraft und Ihrer Körperspannung in Kontakt. Lassen Sie die Atmung gleichmäßig fließen, halten Sie den Atem nicht an, und atmen Sie nicht in Stößen. Achten Sie darauf, dass Sie nicht über Ihre Grenzen gehen, damit Sie den unteren Rücken nicht überlasten.

Mögliche Affirmation:

» *In jeder Situation bin ich mir meine eigene Stütze.* «

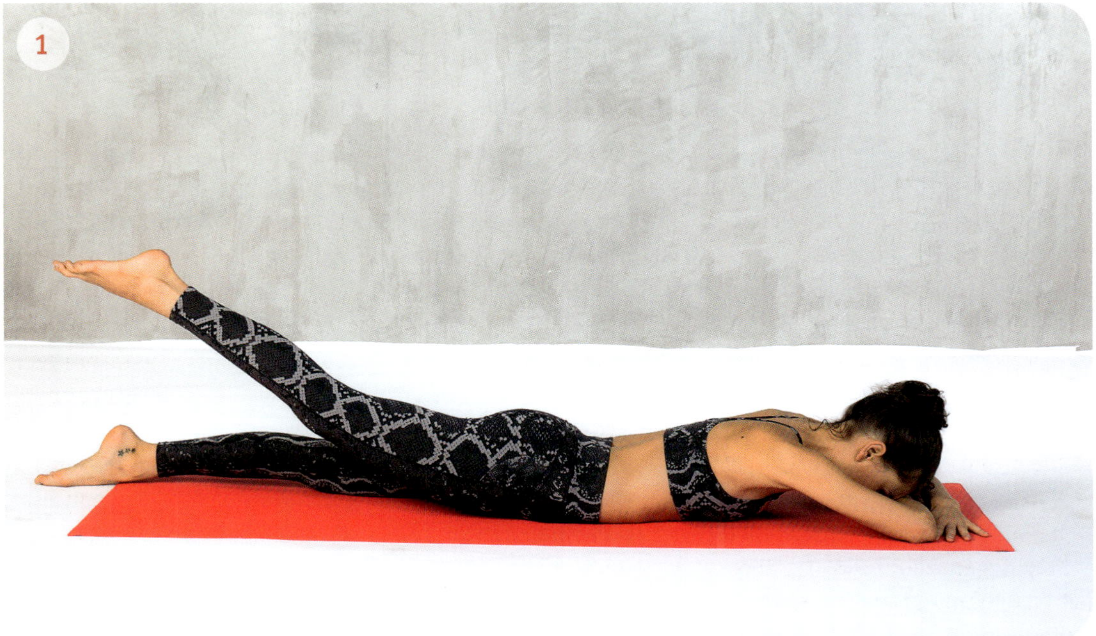
1

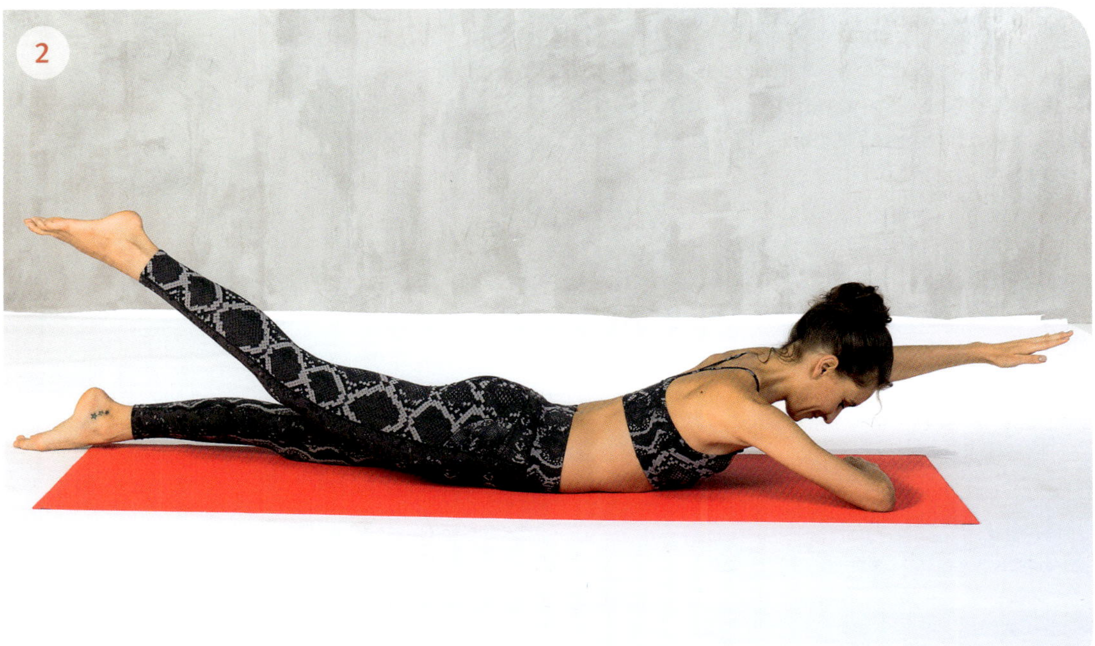
2

Aufgerichtete Venus

- Sie beginnen auf der Matte in der Bauchlage, die Beine sind etwas weiter gegrätscht als bei der »Venus-Spange« (Seite 78). Ihre Arme sind angewinkelt und nah am Körper. Die Unterarme zeigen mit den Händen gerade nach vorne. (1)

- Strecken Sie beide Beine aktiv lang und spüren Sie die Fußrücken in der Matte. Verbinden Sie den Beckenraum mit der Unterlage, indem Sie die Sitzbeinhöcker zu den Fersen schieben und das Schambein in Richtung Bauchnabel. Stellen Sie sich vor, dass die Organe Ihres Unterbauchs von der Matte angezogen werden. Aktivieren Sie sanft die Beckenbodenmuskulatur, indem Sie den Damm nach innen-oben einsaugen.

- Heben Sie nun Kopf und Oberkörper leicht an, Ellenbogen und Schultern bilden eine Linie; fächern Sie die Finger weit auf, die Fingerspitzen der Mittelfinger zeigen geradeaus nach vorne. Vielleicht gelingt es Ihnen, sich mit den Ellbogen, Unterarmen und den Händen noch weiter aus der Matte herauszuheben und sich dadurch noch mehr aufzurichten, vielleicht so weit, dass der Bauchnabel keinen Kontakt mehr mit der Matte hat.

- Spüren Sie immer in den unteren Rücken, kommen Sie nur so weit nach oben, wie der Rücken Sie halten und tragen kann. Vermeiden Sie einen Knick in der »Sollbruchstelle« des unteren Rückens, indem Sie aktiv Länge im unteren Rücken schaffen, bevor Sie sich anheben. (2)

- Gleichen Sie die Übung mit der »Katze« (Seite 43) aus, lassen Sie danach das Becken auskreisen (Seite 83) und spüren Sie in der »Stille der Venus« (Seite 50) nach.

Tipp: Lassen Sie Ihre Schulterblätter nach unten sinken, der Nacken bleibt völlig entspannt. Lenken Sie den Blick leicht nach vorne, sodass eine angenehme Länge im Hals entsteht, aber nur so weit, wie Sie im Nacken nicht verhärten.

Mögliche Affirmation:

» *Meine Willenskraft richtet mich auf.* «

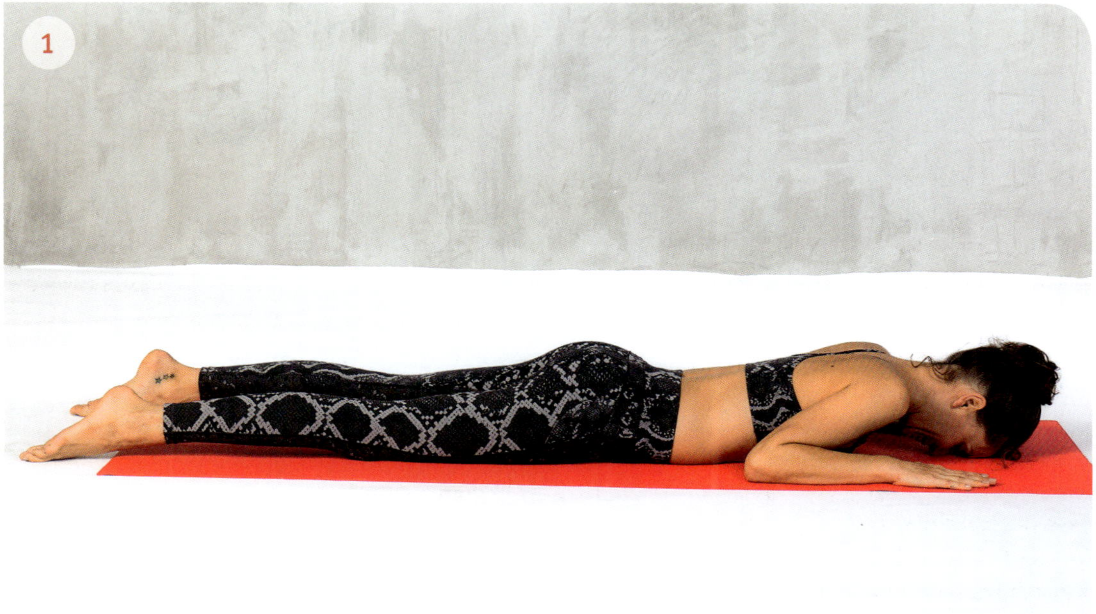

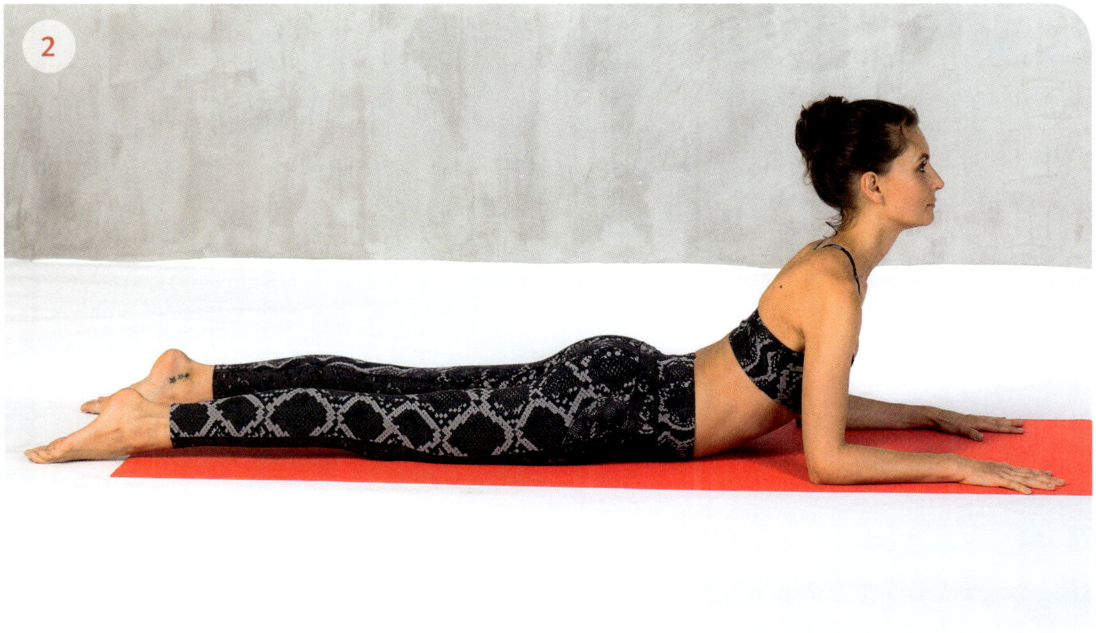

Ihre Beckenbodenübungen

Um etwas Neues kennenzulernen braucht es Mut und die Bereitschaft, sich Herausforderungen zu stellen und Komfortzonen zu verlassen. Durch stetiges Üben können wir das Erlernte festigen und daran wachsen.

Spürübungen

Bevor Sie die einzelnen Schichten des Beckenbodens erspüren und wahrnehmen, versuchen Sie, sich Ihres Beckenraums bewusst zu werden. Ein geschmeidiges und bewegliches Becken ist die Basis für einen gesunden und aktiven Beckenboden. Der Beckenboden ist reflektorisch mit den Kiefergelenken verbunden, daher ist bei allen Übungen darauf zu achten, dass während der Ausführung das Gesicht und die Kiefergelenke entspannt und locker sind.

Die Gesichtsmuskulatur lösen

1. Das Gesicht ausstreichen:

- Legen Sie die Fingerspitzen der Zeige- und Mittelfinger auf die Mitte der Stirn und streichen Sie dann mit festem Druck nach außen, hin zu den Schläfen.
- Legen Sie die Fingerspitzen der Mittelfinger auf den Punkt zwischen den Augenbrauen und streichen Sie dann mit festem Druck unterhalb der Augenbrauen nach außen, zu den Schläfen hin.
- Legen Sie dann die Fingerspitzen der Zeige- und Mittelfinger auf die Nasenflügel und streichen Sie mit sanftem Druck nach außen, hin zu den Ohren.
- Legen Sie die Fingerspitzen der Mittelfinger in das Grübchen über der Oberlippe und streichen Sie nach außen, hin zu den Ohren.
- Legen Sie die Fingerspitzen der Zeige- und Mittelfinger in die Mitte des Kinns und streichen Sie mit festem Druck nach außen, hin zu den Ohren.

2. Gähnen ist eine der effektivsten Methoden, um das Gesicht zu entspannen. Gähnen Sie genussvoll mit weit geöffnetem Mund.

3. Ziehen Sie Ihr Gesicht zur Nasenspitze hin zusammen und stellen Sie sich vor, dass Sie in eine Zitrone beißen. Halten Sie diese Anspannung für 2–3 Atemzüge und lösen Sie dann wieder auf. Machen Sie danach den Mund weit auf und strecken Sie die Zunge heraus – lassen Sie nun sämtliche Anspannung los und spüren Sie der Weite im Gesicht nach.

Im Vierfüßlerstand das Becken auskreisen

- Kommen Sie in den Vierfüßlerstand. Ihre Handgelenke sind unter den Schultern, die Knie unter dem Becken. Fächern Sie Ihre Finger auf, die Mittelfinger zeigen gerade nach vorne. Achten Sie darauf, dass das Gesicht entspannt und die Kiefergelenke locker sind.

- Beginnen Sie, aus dem Becken heraus Kreise zu beschreiben, und beziehen Sie allmählich den ganzen Oberkörper mit in diese Bewegung ein. Lassen Sie die Bewegungen auch in den Flanken und im Nacken ankommen.

- Ändern Sie mehrmals die Richtung und spüren Sie dann in der »Stille der Venus« (Seite 50) kurz nach.

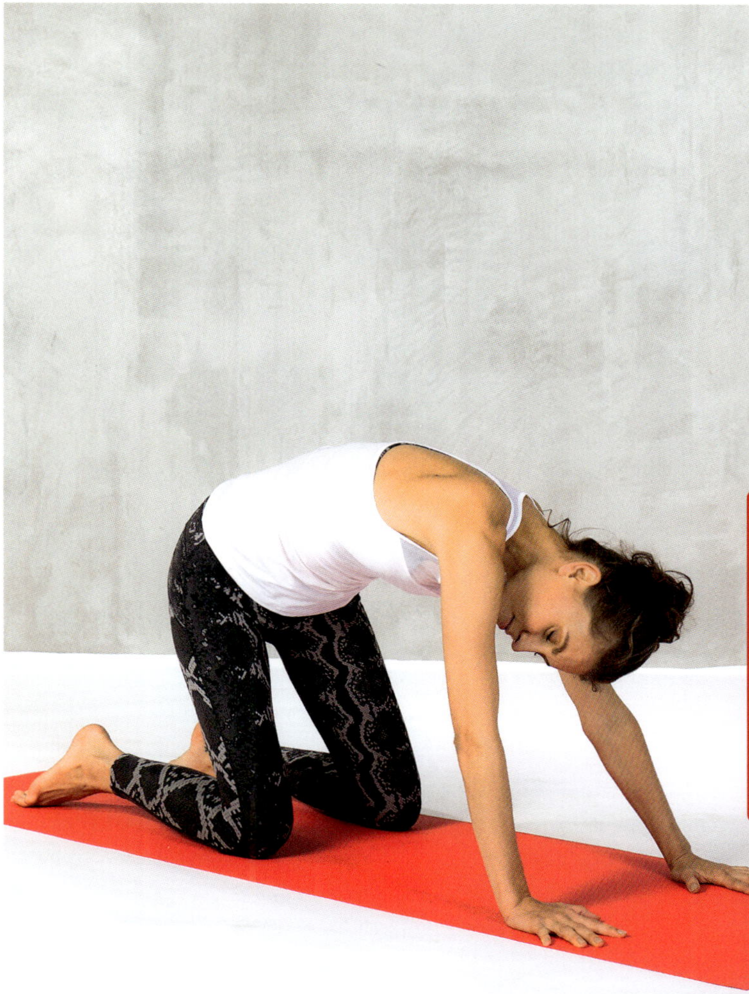

Katze/Pferd im Sitzen

- Kommen Sie in den Fersensitz; sollte das nicht mühelos möglich sein, legen Sie eine gefaltete Decke zwischen Fersen und Gesäß.

- Richten Sie sich aus dem Becken heraus auf und kommen Sie in einen aufrechten Sitz.

- Katze: Kippen Sie Ihr Becken nach hinten, rollen Sie die Wirbelsäule von unten nach oben Wirbel um Wirbel ein, die Arme sind locker gestreckt, die Hände nach hinten ausgerichtet. (1)

- Pferd: Kippen Sie Ihr Becken nach vorne, schaffen Sie ein sanftes Hohlkreuz im unteren Rücken und Weite im Brustraum. Die Arme sind aktiv gestreckt, die Hände nach vorne ausgerichtet, heben Sie Ihren Blick leicht nach oben. (2)

- Kommen Sie in einen Übungsfluss. Die Bewegungen sind geschmeidig, die Übergänge sanft. Impulsgeber ist immer das Becken, nehmen Sie die Beckenbewegung bewusst wahr und versuchen Sie, den Bewegungsablauf zunehmend geschmeidiger werden zu lassen.

Beckenschaukel im Liegen

- Kommen Sie in die Rückenlage, die Beine sind angewinkelt, die Fußsohlen hüftbreit auf der Matte aufgestellt.

- Ihre Schultern fließen von den Ohren weg nach unten, die Schulterblätter sinken in die Matte hinein. Die Arme ruhen neben dem Körper, die Handflächen sind nach oben offen, die Finger entspannt. Spüren Sie Ihre Gesichtshaut weich, die Wangen flach und die Kiefergelenke locker.

- Mit der Einatmung lösen Sie den unteren Rücken ein wenig von der Matte, spüren Sie die leichte Rückbeuge, die so entsteht.

- Mit der Ausatmung lassen Sie den unteren Rücken wieder in die Matte hineinsinken und stellen sich vor, dass Sie die Sitzknochen in Richtung der Fersen schieben.

- Kommen Sie in einen geschmeidigen Übungsfluss, nehmen Sie die Bewegung der einzelnen Wirbelkörper ihrer Lendenwirbelsäule wahr und gestalten Sie die Übergänge sanft.

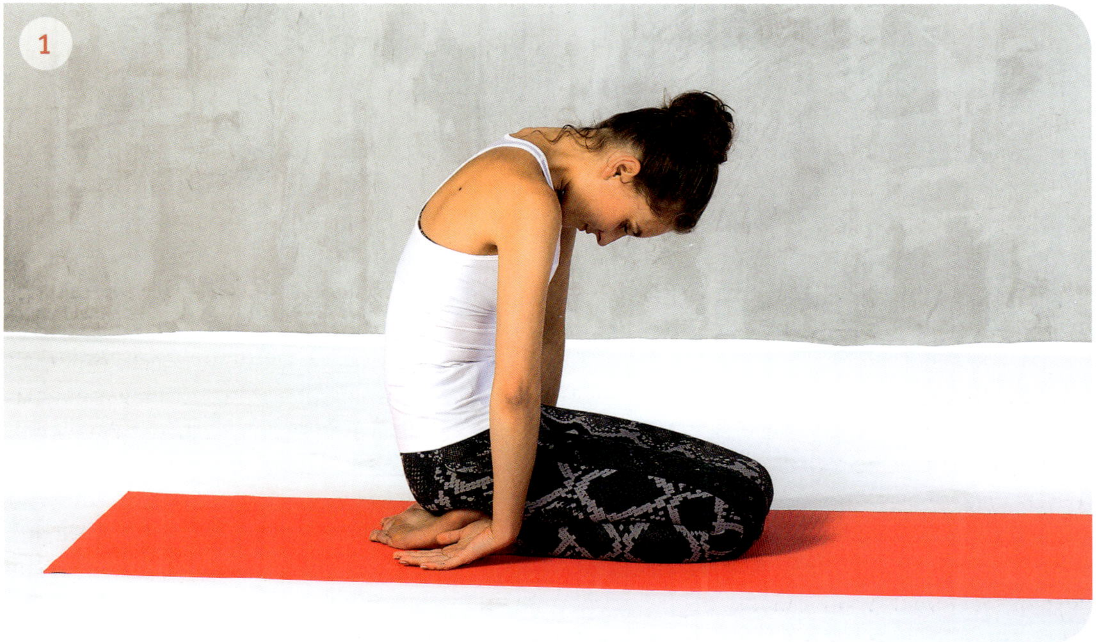
1

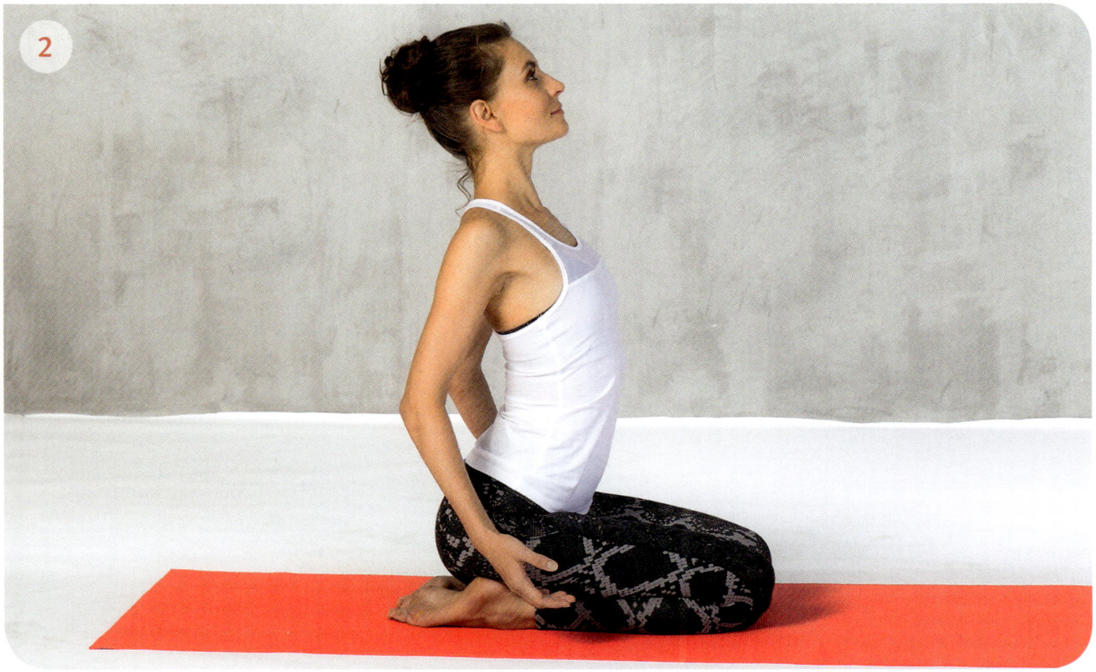
2

Wahrnehmung der einzelnen Schichten

Äußere Schicht: Verläuft als Achterschlaufe direkt unter der Haut. Der vordere Kreis der Acht ist für den Verschluss der Harnröhre zuständig, der hintere Kreis der Acht für den Anus. Diese unterste Schicht kann unabhängig, jedoch nur als Ganzes von den beiden anderen Schichten angespannt werden.

Wenn Sie diese unterste Schicht aktivieren, haben Sie das Gefühl, dass die Muskulatur zwischen Schambein und Steißbein aktiv ist, eine muskuläre Kraft in diesem Bereich ist spürbar. Wenn Sie sich vorstellen, Urin oder Stuhl halten zu wollen, kommen Sie in Kontakt mit dieser Schicht.

Mittlere Schicht: Da diese Schicht bei Frauen von der Harnröhre und der Vagina unterbrochen wird, bedarf es hier besonderer Aufmerksamkeit. Wenn Sie ein Gefühl von Schwere im Becken haben, Winde schlecht halten können oder unter unkontrollierten Urinabgang (»Tröpfchenproblem«) leiden, ist es diese Schicht, die trainiert werden muss.

Wenn Sie sich vorstellen, dass Sie die beiden Sitzknochen zueinanderziehen, haben Sie eine direkte Verbindung zu der mittleren Schicht.

Innere Schicht: Diese flächenmäßig größte Schicht ermöglicht Ihnen eine anmutige Körperaufrichtung, Sie fühlen sich klar in Ihrer Haltung – körperlich und seelisch. Diese klare Haltung ist spürbar und vor allem auch nach außen sichtbar.

Kommen Sie in einen lockeren Stand und legen Sie die Fingerspitze eines Mittelfingers an das Steißbein. Führen Sie nun Ihr Steißbein nach unten und nach vorne, der un-

Das Zwerchfell bei der Ein- und Ausatmung

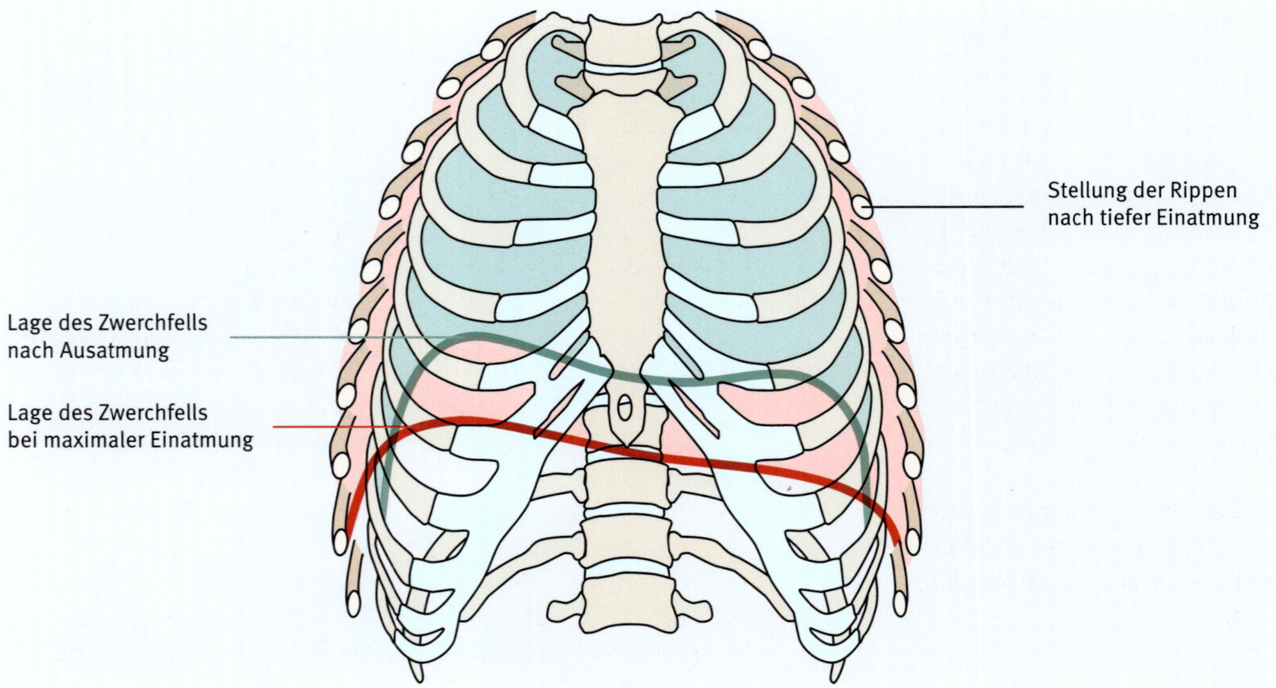

tere Rücken wird durch die Bewegung lang.

Sie können einen Aufrichtimpuls wahrnehmen, aber lassen Sie sich Zeit. Es bedarf jeder Menge Feingefühl, um bei dieser tiefliegenden Schicht anzukommen.

Am Dammpunkt kreuzen sich alle drei Beckenbodenschichten. Wenn Sie den Damm sanft nach innen-oben einsaugen, spannen Sie alle Schichten an.

Die Anspannung des Dammpunkts ist ein Beckenbodentraining für Eilige, aber auch ein schöner Einstieg dafür, mit dem Beckenraum und der eigenen Weiblichkeit in Kontakt zu kommen.

Auch wenn die einzelnen Schichten isoliert wahrgenommen werden können, ist es wichtig zu wissen, dass der Beckenboden immer als Ganzes reagiert. Lediglich die äußere Schicht ist völlig frei und unabhängig. Spannen Sie beispielsweise die zweite Schicht an, werden auch die äußere und die innere Schicht mit angesprochen.

Sollte es Ihnen anfangs an Orientierung fehlen, seien Sie nachsichtig mit sich und üben Sie geduldig weiter.

Beckenboden und Atmung

Das Zwerchfell, der wichtigste Atemmuskel, bewegt sich mit der Einatmung nach unten. Diese Muskelbewegung ist im Äußeren sichtbar, die Bauchdecke wölbt sich mit der Einatmung nach außen. Der Beckenboden begleitet die Bewegung des Zwerchfells, das heißt, mit der Einatmung senkt sich nicht nur das Zwerchfell nach unten, sondern auch der Beckenboden. Mit der Ausatmung entspannt sich das Zwerchfell entsprechend wieder und liegt wie eine Art Kuppel unter den Rippenbögen. Auch hier begleitet der Beckenboden die Bewegung, er hebt sich wieder nach oben an.

Beckenboden und Zwerchfell bewegen sich also im Gleichklang. Das Zwerchfell begrenzt den Bauchraum nach oben. Der Beckenboden begrenzt den Bauchraum nach unten. Daher sollten Sie bei den Übungen darauf achten, dass Sie den Beckenboden mit der Ausatmung anspannen und mit der Einatmung wieder loslassen.

Üben Sie anfangs in der Rückenlage auf dem Boden, die Beine dürfen leicht erhöht sein. Durch die waagrechte Position lastet kein Gewicht auf dem Beckenboden, das An- und Entspannen wird so viel intensiver spürbar sein.

Zusammenfassung

Den Beckenboden anspannen heißt, seine drei Schichten nacheinander zu aktivieren, also:

- die unteren Körperverschlüsse nach innen-oben einsaugen (äußere Schicht), dann
- die Sitzhöcker zusammenziehen (mittlere Schicht) und zuletzt
- den unteren Rücken lang machen (innere Schicht).

Vergessen Sie nie, dass es zarte und feine Aktivitäten sind, die den Beckenboden aktiv werden lassen. Ein kraftvolles Anspannen wäre auf jeden Fall zu viel, denken Sie immer daran: Weniger kann mehr sein.

Arbeiten Sie ausschließlich mit der Beckenbodenmuskulatur, die Gesäßmuskeln bleiben während des Übens entspannt. Sollte sich mit der Anspannung der Körper anheben, können Sie davon ausgehen, dass die Gesäßmuskeln aktiv waren. Haben Sie Geduld, schon nach kurzer Zeit werden Sie in der Lage sein, die Beckenboden- und die Gesäßmuskulatur getrennt voneinander anzuspannen.

Den Beckenboden kraftvoll halten

- Spannen Sie mit einer Ausatmung die drei Beckenbodenschichten nacheinander an oder saugen Sie den Dammpunkt sanft nach innen-oben ein. Achten Sie darauf, die Gesäßmuskulatur entspannt und die Kiefergelenke locker zu lassen.

- Halten Sie diese Anspannung mit maximaler Haltekraft und atmen Sie flach weiter.

- Mit einer Einatmung lösen Sie die Spannung wieder auf, lassen Sie alles los und spüren Sie nach. Gönnen Sie sich unbedingt diese Ruhezeit, sie sollte etwa dreimal so lang sein wie die Muskelanspannung.

Progressive Anspannung

- Spannen Sie mit einer Ausatmung die drei Beckenbodenschichten nacheinander ganz leicht an oder saugen Sie den Dammpunkt etwas nach innen-oben ein. Das Gesäß bleibt entspannt, das Gesicht ist gelöst.

- Nehmen Sie diese Spannung als minimale Anspannung wahr, atmen Sie flach weiter. Versuchen Sie nun, die Spannung fortschreitend zu erhöhen, gehen Sie in kleinen gleichmäßigen Schritten tiefer in die Anspannung, bis Sie bei der maximalen Spannung angekommen sind. Halten Sie hier für einen kurzen Moment inne und lösen Sie mit einer Einatmung die Spannung wieder auf.

- Genießen Sie die Entspannung und nehmen Sie wahr, wie diese sich im ganzen Körper ausbreitet. Auch hier sollte die Ruhezeit etwa dreimal so lang sein wie die Muskelanspannung.

Loslassen üben

- Spannen Sie mit einer Ausatmung die drei Beckenbodenschichten nacheinander maximal an oder saugen Sie den Dammpunkt kraftvoll nach innen-oben ein.

- Halten Sie die Spannung mit der Vorstellung, dass Sie bei einer Skala von –3 bis 10 auf 10 halten. Lassen Sie nun sukzessiv die Spannung los: auf 8, auf 6, auf 4, auf 2, auf 0.

- Können Sie auf –1 nachgeben, noch weiter auf –2 oder weiter auf –3?

- Erforschen Sie, nehmen Sie wahr.

Intensivierung der Übungen

Die langsamen Muskelfasern bilden die solide Basis für den Beckenboden, sie machen 80% aus und sorgen für eine gute Grundspannung. Mit den vorangegangenen drei Übungen sprechen Sie diese Muskelfasern an. Wie folgt können Sie diese Übungen intensivieren:

Stellen Sie sich vor, dass Sie ein Seidentuch »greifen« und nach innen-oben einsaugen. Seide hat kaum Gewicht, so bleiben Sie in der Bewegung zart und sanft. Geben Sie dem Tuch eine Farbe, von der Sie sich vorstellen können, Sie in Ihrem Körper zu tragen. Auch wenn Sie die Spannung maximal halten, bleiben Sie in der Kraft zart. So ist es einfacher, wirklich nur den Beckenboden anzuspannen und die umliegende Muskulatur gelöst zu lassen.

Schnelle Haltekraft

- Haltekraft ist immer dann wichtig, wenn der Beckenboden plötzlich und völlig unerwartet aktiv sein muss, wie beispielsweise beim Husten, Niesen, Lachen usw.

- Spannen Sie den Beckenboden mit der Vorstellung an, dass Sie sämtliche Muskeln, die Sie im Beckenraum erahnen können, nach innen-oben einsaugen und dann gleich wieder loslassen. Das sind schnelle Bewegungen, ein sanftes und zartes Staccato.

- Wiederholen Sie diese kurzen Bewegungen, sooft es Ihnen möglich ist, und entspannen Sie danach ausgiebig. Es ist sehr anstrengend, diese schnellen Muskelfasern zu aktivieren, achten Sie unbedingt darauf, dass die Gesäß- und Beinmuskulatur locker bleiben.

Intensivierung der Übung

Nur 20% der Beckenbodenmuskulatur sind schnelle Muskelfasern, diese sind aber essenziell für die schnelle Haltekraft und halten uns trocken, wenn wir plötzlich lachen, niesen oder husten. Sie können die Übung folgendermaßen intensivieren:

Stellen Sie sich vor, dass Sie Kirschkerne schnell nach innen-oben einsaugen. Auch die Kirschkerne sind leicht und so hilft Ihnen diese Vorstellung, bei schnellen Muskelbewegungen trotzdem zart und sanft zu bleiben, um die umliegende Muskulatur gelöst zu lassen.

Ihre Atemübungen

Atem ist Leben. Im Yoga geht man davon aus, dass man mit der Einatmung nicht nur Sauerstoff, sondern auch Energie – Prana – aufnimmt. Somit kann man über die Atmung Energie, die man im Alltag verbraucht hat, dem Körper wieder zuführen.

Verschiedene Atemübungen haben Einfluss auf unsere körperliche und seelisch-geistige Verfassung und so können wir mit Atemübungen unseren Gemütszustand und unseren Energiehaushalt beeinflussen.

Die Atemübungen im Yoga werden in der Regel in einer sitzenden Position ausgeführt. Kommen Sie daher in den Schneider- oder in den Fersensitz. Gerne können Sie zur Unterstützung ein Kissen oder eine gefaltete Decke benutzen, um das Becken stabil zu halten. Kommen Sie im Sitz an und erspüren Sie die Sitzposition, indem Sie Ihr Becken leicht nach vorne und nach hinten kippen, dann nach rechts und nach links wippen. Versuchen Sie, Ihre Sitzbeinknochen wahrzunehmen, und werden Sie in der Position still, in der Sie für einige Zeit ruhig und stabil verweilen können, ohne dass Sie sich auf den Sitz konzentrieren müssen. Grundsätzlich sollten Sie in einem aufrechten und bequemen Sitz ankommen.

Sitzen Sie stets auf den Sitzbeinknochen, das Becken ist gerade und die Wirbelsäule kann sich problemlos nach oben aufrichten, lassen Sie den Bauchraum weich und werden Sie im Brustraum weit, das Gesicht ist frei von Spannung, die Kiefergelenke sind locker.

Die im Folgenden beschriebenen Atemübungen können selbstverständlich auch auf einem Stuhl ausgeführt werden.

Ich weise an dieser Stelle auch darauf hin, dass es noch eine Vielzahl von Sitzpositionen gibt. Sollte Ihnen eine andere Position vertraut sein, können Sie selbstverständlich auch diese einnehmen. Bei Knieproblemen kann es ratsam sein, den Langsitz einzunehmen, d.h. die Beine gerade nach vorne ausstrecken.

Die kühlende Zungenatmung

- Kommen Sie in eine aufrechte Sitzposition und lenken Sie Ihre Aufmerksamkeit auf Ihr Gesicht. Spannen Sie die Gesichtsmuskulatur bewusst an, indem Sie das Gesicht zur Nasenspitze hin zusammenziehen, stellen Sie sich vor, Sie beißen in eine Zitrone.

- Halten Sie die Anspannung für einige Sekunden und lösen Sie sodann die Spannung bewusst wieder auf. Wiederholen Sie diese Übung 2- bis 3-mal.

- Öffnen Sie Ihren Mund weit und strecken Sie die Zunge heraus, nehmen Sie einen tiefen Atemzug und spüren Sie auch hier wohltuende Entspannung, wenn Sie die Übung auflösen.

- Werden Sie sich bewusst: Die Stirn ist glatt, die Augenbrauen entspannt, die Augenlider ruhen sanft auf den Augäpfeln, die Wangen sind glatt, die Nasenflügel leicht und der Mundraum ist gelöst. Verweilen Sie mit diesem Bewusstsein für einige Atemzüge und beginnen Sie dann mit der Atemübung:

- Rollen Sie Ihre Zunge und strecken Sie sie ein klein wenig aus dem Mund heraus. Atmen Sie nun über dieses »Zungenröhrchen« ein und nehmen Sie wahr, wie Sie nicht nur Sauerstoff, sondern auch angenehme Kühle einatmen.

- Ziehen Sie die Zunge wieder zurück, schließen Sie die Lippen und atmen Sie über die Nase aus. Kommen Sie in einen ruhigen Atemfluss und achten Sie darauf, die Übergänge fließend zu gestalten.

Imagination

Stellen Sie sich mit der Einatmung vor, wie die Kühle in jeder kleinsten Zelle Ihres Körpers ankommt und ihn erfrischt. Mit der Ausatmung stellen Sie sich vor, wie überschüssige Wärme den Körper verlässt.

Wirkung

Diese Art der Atmung erfrischt den Körper und schenkt neue Vitalität, gibt geistige Klarheit und lässt weite Gedanken zu.

Tipp Aufgrund genetischer Gegebenheiten sind nicht alle Menschen in der Lage, die Zunge zu rollen. Legen Sie dann die Zungenspitze sanft in den Gaumen im Oberkiefer, direkt hinter den Schneidezähnen ab. Atmen Sie durch den geöffneten Mund ein und spüren Sie die Kühle rechts und links an den Zungenrändern.

Die beruhigende Bauchatmung/Zwerchfellatmung

- Kommen Sie in eine aufrechte Sitzposition und nehmen Sie Ihren natürlichen Atemfluss wahr. Lassen Sie Atem kommen und gehen, ohne einzugreifen, ohne zu lenken und ohne irgendetwas zu wollen.

- Legen Sie eine Hand auf der Bauchdecke ab und spüren Sie, wie Sie im gesamten Bauchraum weich werden.

- Legen Sie die andere Hand nun ebenfalls am Bauch ab, sodass die Fingerspitzen beider Hände zueinander zeigen und sich die Fingerspitzen der Mittelfinger berühren.

- Atmen Sie über die Nase in den Bauch hinein ein und nehmen Sie wahr, wie sich die Bauchdecke mit der Einatmung nach außen wölbt (die Fingerspitzen der Mittelfinger haben nun keinen Kontakt mehr) und mit der Ausatmung wieder zurückzieht (die Fingerspitzen berühren sich wieder). Einatmung und Ausatmung sind völlig gleichberechtigt. Entwickeln Sie ein Bewusstsein für die Zwerchfellbewegung beim Atemvorgang.

- Mit der Einatmung ist das Zwerchfell angespannt, mit der Ausatmung entspannt sich der Muskel wieder, somit ist in der Atmung die Einatmung der aktive und die Ausatmung der passive Teil.

Imagination

Stellen Sie sich vor, wie Sie mit der Einatmung die vergebene Energie des Tages (oder eines anderen Zeitabschnitts) wieder zu sich zurückholen. Mit der Ausatmung führen Sie diese Energie ihrem Körper wieder zu, indem Sie sich vorstellen, dass die Energie von oben nach unten durch Ihren Körper fließt und in jeder kleinen Zelle ankommt und sie nährt.

Wirkung

Die Bauchatmung ist unsere natürliche Atmung, die wir oft im Laufe unseres Lebens verlernen. Nicht selten gewöhnen wir uns in unserem schnellen Alltag die flache Brustatmung an, bei der viel weniger Sauerstoff vom Körper aufgenommen werden kann, als in der tiefen Bauchatmung. Zudem werden bei der Bauchatmung über die Aktivität des Zwerchfells die Bauchorgane sanft massiert, Verdauung, Entgiftung und Entschlackung können so im Körper angeregt werden. Die Bauchatmung führt in eine körperliche und geistige Ruhe und kann somit gezielt zur Beruhigung des ganzen Systems eingesetzt werden. Die Wirkung kann intensiviert werden, indem Sie länger ausatmen, als Sie eingeatmet haben; beispielsweise 4 Sekunden einatmen, 6 Sekunden ausatmen.

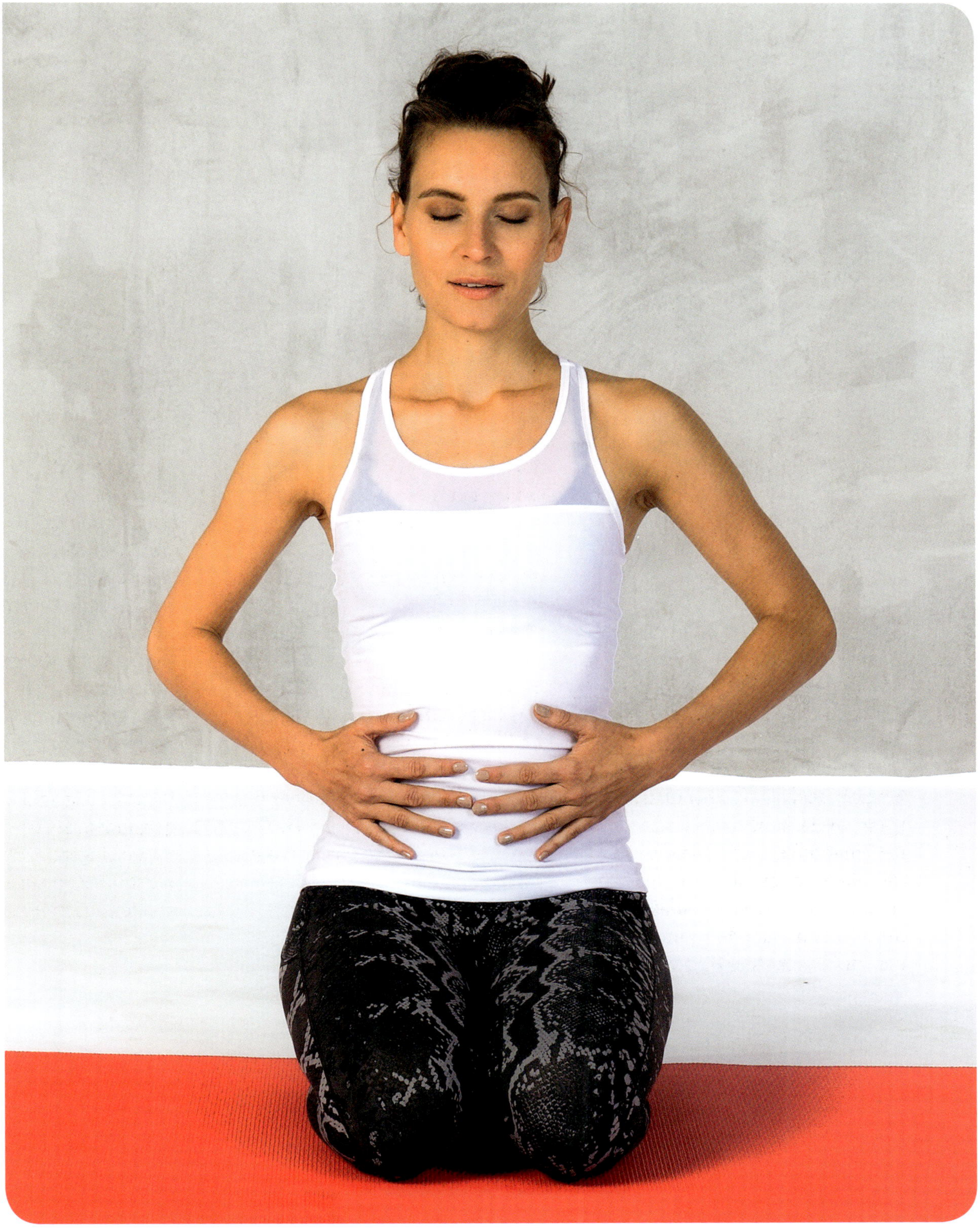

Die ausgleichende Wechselatmung

- Kommen Sie in eine aufrechte Sitzposition und nehmen Sie Ihren natürlichen Atemfluss wahr, beobachten Sie das Kommen und Gehen des Atems. Werden Sie dabei ruhig und versuchen Sie, die Übergänge zwischen Ein- und Ausatmung geschmeidig fließen zu lassen.

- Kommt die Atmung über beide Nasenlöcher gleichermaßen an, oder ist eine Seite dominant?

- Legen Sie nun ihre dominante Hand in die Vishnu-Mudra-Pose, d.h., Sie beugen den Zeige- und Mittelfinger, lassen den Daumen, den Ring- und den kleinen Finger ausgestreckt. Legen Sie Ringfinger und Daumen an die Nasenlöcher, um diese bei der Wechselatmung mit den Fingern von unten verschließen zu können. Achten Sie darauf, dass der Ellbogen nicht am Körper anliegt, damit sämtliche Atemräume weit bleiben und Sie nicht eingeengt werden.

- Atmen Sie nun durch beide Nasenlöcher ein, verschließen Sie das rechte und atmen Sie durch das linke Nasenloch aus und auch gleich wieder ein.

- Verschließen Sie dann das linke Nasenloch und atmen Sie durch das rechte aus und wieder ein. Gerne könne Sie einige Minuten in der Wechselatmung verweilen.

- Sie schließen die Übung ab, indem Sie durch das linke Nasenloch einatmen und durch beide Nasenlöcher ausatmen. Lassen Sie die Übung ausklingen, indem Sie, wie zu Beginn, die Atmung durch beide Nasenlöcher völlig gleichberechtigt kommen und gehen lassen.

Imagination

Stellen Sie sich vor, dass Sie sich über die Atmung mit dem Kosmos verbinden und dass Sie durch die Einatmung über die linke Seite kühle Energie des Monds aufnehmen und durch die Einatmung über die rechte Seite die warme Kraft der Sonne.

Wirkung

Die Wechselatmung gleicht aus, sie verbindet unsere aktiven mit den eher passiven Anteilen und bewirkt, dass mit überschüssiger Energie unsere eher trägen Anteile genährt und somit aktiviert werden. Auf der anderen Seite stimuliert sie unsere ruhige Seite und wirkt aktivierend. Die Wechselatmung öffnet die Nasengänge und verbessert somit die Nasenatmung. Sie wirkt beruhigend, gleichzeitig belebend und harmonisierend auf das ganze System. Zudem nimmt sie emotionale Spitzen und führt die Praktizierende in einen gelassenen und friedvollen Geisteszustand.

Tipp Gerne können Sie die Atemübung intensivieren, indem Sie jeweils kurz in der Atemfülle und in der Atemleere verweilen und diese bewusst wahrnehmen. Achten Sie während des Übens darauf, dass Sie mit der Hand das Gesicht nicht zur Seite drehen. Das Gesichtsfeld und der Brustraum bleiben nach vorne ausgerichtet. Oft senkt sich der Arm während der Atemübung ab, korrigieren Sie sich hier immer wieder selbst.

Die hüllende Bienenatmung

- Diese Atemübung können Sie sowohl im Sitzen als auch im Liegen ausführen.

- Schließen Sie die Finger, wölben Sie Ihre Hände wie eine Muschel und legen Sie diese nun an das jeweilige Ohr. Wichtig ist, dass Sie die Ohren nicht verschließen, sondern nur locker zudecken.

- Atmen Sie durch die Nase ein und bei geschlossenem Mund mit einem Bienensummton wieder aus. Achten Sie darauf, dass Ihre Lippen ganz leicht aufeinanderliegen, und lassen Sie Ihren Mundraum weich. Wiederholen Sie die Atemübung, solange Sie Ihnen guttut, spüren Sie nach und lassen Sie die Übung nachklingen.

- Erforschen Sie: Fühlt sich die Übung anders an, wenn Sie beim Summen die Tonlage verändern? Sind Sie in der Lage, nach und nach die Atemzüge auszudehnen?

Imagination

Stellen Sie sich vor, dass durch die Vibration, die bei der Ausatmung entsteht, alle kleinsten Teilchen im oberen Bereich des Körpers in Aufruhr sind – wie wilde Bienen. Nach Beendigung der Atmung ordnen sich diese Teilchen wieder, jedes kommt da an, wo es am nötigsten gebraucht wird und wo es den größten Nutzen für Sie erzielen kann. Sie fühlen sich nach der Übung aufgeräumt und fokussiert.

Wirkung

Durch das Summen bei der Ausatmung entstehen im Kopfbereich, im Hals und auch im Brustraum Vibrationen. Dies führt zu einer besseren Durchblutung in diesen Bereichen. Die Bienenatmung wirkt klärend, beruhigend, schützend und hüllend.

Ihre Entspannungsübungen

Jede Yoga-Einheit schließt mit einer Entspannungsübung oder Meditation ab. Auch wenn Sie nur ein enges Zeitfenster haben, gönnen Sie sich am Ende ein paar Minuten der Stille, um nachzuspüren und um das Geübte nachwirken zu lassen.

Idealerweise kommen Sie in die Rückenlage, die Savasana-Position. Sie liegen auf der Matte, die Beine sind leicht gegrätscht, die Fußspitzen zeigen nach außen. Lassen Sie Ihre Körpermitte schwer in die Matte fließen. Spüren Sie den Rücken auf der Matte, nehmen Sie die Kontaktpunkte auf der Matte bewusst wahr. Die Schultern fließen von den Ohren weg in die Matte. Ihre Arme liegen locker neben dem Körper, die Handflächen sind nach oben offen, die Finger entspannt und leicht gekrümmt. Nehmen Sie wahr, wie der Hinterkopf in die Matte sinkt, lassen Sie alle Gedanken los.

Reise durch den Körper

Spüren Sie in den jeweiligen Körperteil hinein, werden Sie bewusst:

- In den Zehen, in den Füßen, in den Beinen – werden Sie bewusst.
- In der Körpermitte, im Beckenraum und im Gesäß – werden Sie bewusst.
- In der Körpervorderseite, im Bauchraum, im Brustraum, im Herzraum – werden Sie bewusst.
- In der Körperrückseite, in der Wirbelsäule, im Rücken, im gesamten Kreuz – werden Sie bewusst.
- Im Nacken, in den Schulter, in den Armen, in den Händen und in den Fingern – werden Sie bewusst.
- Im Hals, im Kopf und im Gesicht – werden Sie bewusst.

Das Becken vitalisieren

Werden Sie im Beckenraum bewusst und stellen Sie sich hier, etwa eine Handbreit unter dem Bauchnabel, einen orangefarbenen Energiekreis vor. Der Energiekreis ist wie ein Rad oder ein Wirbel in Bewegung und nach vorne geöffnet. Stellen Sie sich vor, wie dieser Energiekreis Ihren ganzen Beckenraum vitalisiert. Dann lassen Sie diese Energie vom Beckenraum ausgehend in und durch den ganzen Körper fließen.

Die Energie fließt aus der Körpermitte heraus …

- … in die Beine, in die Füße und in die Zehen hinein.
- … in den Bauchraum, in den Brustraum, in den Herzraum.

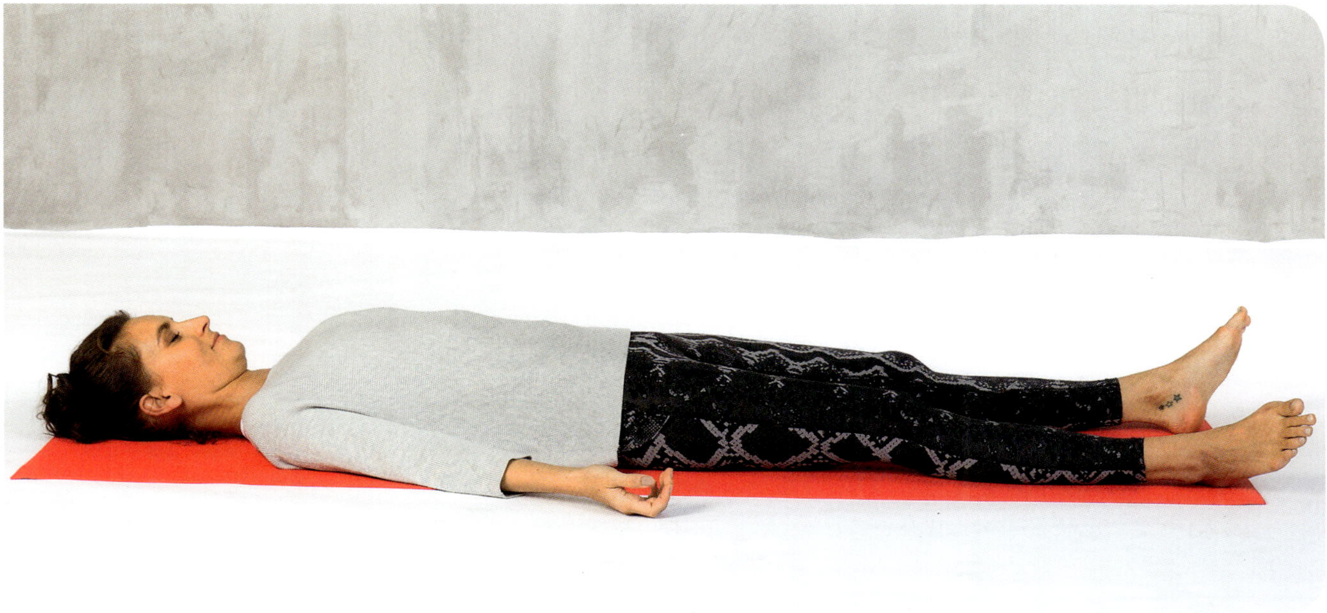

Savasana-Position

- … in den Nacken, in die Schultern, in die Arme, in die Hände und in die Finger hinein.
- … in den Hals, in den Kopf und in das Gesicht: in die Stirn, in die Augenbrauen, in die Augen, in die Wangen, in die Nasenflügel und in den Mundraum hinein.

Der ganze Körper ist von orangefarbener Energie durchflutet.

Muskelentspannung

- Spüren Sie in die Zehen, spannen Sie die Zehen an und halten Sie die Anspannung kurz, lösen Sie die Spannung wieder auf – spüren Sie nach.
- Spüren Sie in die Füße und in die Beine. Schieben Sie die Fersen vom Körper weg, ziehen Sie die Zehen in Richtung Schienbeine und spannen Sie die Muskulatur der Beine an, halten Sie die Anspannung kurz, lösen Sie diese wieder auf – spüren Sie nach.
- Spüren Sie in die Arme, in die Hände und in die Finger hinein. Heben Sie die gestreckten Arme von der Matte ab und ballen Sie die Hände zu Fäusten, halten Sie die Anspannung für einen Moment, lösen Sie die Spannung wieder auf – spüren Sie nach.
- Spüren Sie in die Körpermitte, spannen Sie die Gesäßmuskulatur kraftvoll an, halten Sie die Anspannung kurz, lösen Sie diese wieder – spüren Sie nach.
- Spüren Sie in den Nacken und in die Schultern hinein. Ziehen Sie die Schultern hoch zu den Ohren, halten Sie die Anspannung kurz, lösen Sie die Spannung wieder auf – spüren Sie nach.
- Spüren Sie in das Gesicht hinein. Ziehen Sie das Gesicht zur Nasenspitze hin zusammen, halten Sie die Anspannung kurz, lösen Sie die Spannung wieder auf – spüren Sie nach.

Entspannung für Eilige

Kommen Sie in die Rückenlage und lassen Sie den Körper schwer in die Matte hineinfließen. Geben Sie die Körperlichkeit ab, damit Sie für den Atemvorgang sensibel werden können. Nehmen Sie wahr, wie die Energie – das Prana – über die Nase in den Körper hineinfließt und wie verbrauchte Luft den Körper verlässt. Beobachten Sie den Atem und verweilen Sie in der Stille.

Stichwortverzeichnis

Bibliografische Information der Deutschen Nationalbibliothek
Die Deutsche Nationalbibliothek verzeichnet diese Publikation in der Deutschen Nationalbibliografie; detaillierte bibliografische Daten sind im Internet über http://dnb.d-nb.de abrufbar.

Programmplanung: Celestina Filbrandt
Projektmanagement: Kathrin Hage
Redaktion: Magdalena Kieser
Bildredaktion: Christoph Frick

Umschlaggestaltung und Layout:
CYCLUS · Visuelle Kommunikation, Stuttgart

Bildnachweis:
Bild Umschlagvorderseite und S. 3:
CYCLUS · Visuelle Kommunikation, Stuttgart, modifiziert nach © iStock.com/fizkes
Bild Umschlagrückseite: © iStock.com/fizkes
Fotos im Innenteil: Simone Schneider, Stuttgart

Wichtiger Hinweis: Wie jede Wissenschaft ist die Medizin ständigen Entwicklungen unterworfen. Forschung und klinische Erfahrung erweitern unsere Erkenntnisse. Ganz besonders gilt das für die Behandlung und die medikamentöse Therapie. Bei allen in diesem Werk erwähnten Dosierungen oder Applikationen, bei Rezepten und Übungsanleitungen, bei Empfehlungen und Tipps dürfen Sie darauf vertrauen: Autoren, Herausgeber und Verlag haben große Sorgfalt darauf verwandt, dass diese Angaben dem Wissensstand bei Fertigstellung des Werkes entsprechen. Rezepte werden gekocht und ausprobiert. Übungen und Übungsreihen haben sich in der Praxis erfolgreich bewährt.

Eine Garantie kann jedoch nicht übernommen werden. Eine Haftung des Autors, des Verlags oder seiner Beauftragten für Personen-, Sach- oder Vermögensschäden ist ausgeschlossen.

Wo datenschutzrechtlich erforderlich, wurden die Namen und weitere Daten von Personen redaktionell verändert (Tarnnamen). Dies ist grundsätzlich der Fall bei Patienten, ihren Angehörigen und Freunden, z. T. auch bei weiteren Personen, die z. B. in die Behandlung von Patienten eingebunden sind.

1. Auflage 2020

www.trias-verlag.de

Printed in Germany

Satz und Repro: Fotosatz Buck, Kumhausen
Gesetzt in Adobe Indesign CS6
Druck: AZ Druck und Datentechnik GmbH, Kempten

Gedruckt auf chlorfrei gebleichtem Papier

ISBN 978-3-432-11215-2 1 2 3 4 5 6

Auch erhältlich als E-Book:
eISBN (ePub) 978-3-432-11216-9

Liebe Leserin, lieber Leser,

hat Ihnen dieses Buch weitergeholfen? Für Anregungen, Kritik, aber auch für Lob sind wir offen. So können wir in Zukunft noch besser auf Ihre Wünsche eingehen. Schreiben Sie uns, denn Ihre Meinung zählt!

Ihr TRIAS Verlag

Kontakt:
kundenservice.thieme.de

Lektorat TRIAS Verlag
Postfach 30 05 04
70445 Stuttgart

Abonnieren Sie unsere Newsletter:
www.trias-verlag.de/newsletter

Besuchen Sie uns auf facebook!
www.facebook.com/trias.tut.mir.gut

Besuchen Sie uns auf facebook!
www.facebook.com/mama.mag.trias

Folgen Sie uns auf Instagram!
www.instagram.com/trias_verlag

Lassen Sie sich inspirieren!
www.pinterest.com/triasverlag